小儿病防护与调养

辨体质·调饮食·识推拿·懂汤方

主　编　徐　雯
副主编　石艳红　王媛媛　范文萃

SPM 南方出版传媒
广东科技出版社 | 全国优秀出版社
· 广 州 ·

编委会名单

主　　编　徐　雯

副 主 编　石艳红　王媛媛　范文萃

编　　者　徐　雯　石艳红　王媛媛　范文萃

　　　　　李丽明　朱丽臻　邱志文　高三德

　　　　　李　丽　张　月　李　程　邱芳华

　　　　　黄　剑

摄影摄像　高三德　王　健　刘文杰　徐　丹

插　　图　赵晨阳

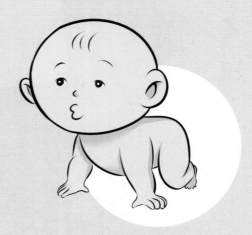

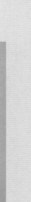

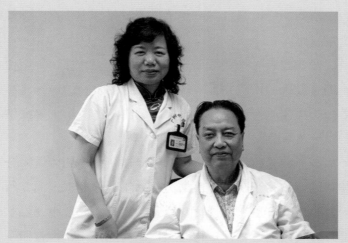

　　"德不近佛者不可为医，术不近仙者不可为医。"习医之人必须全心全意地为患者服务。

　　徐雯教授为广东省名中医，广东省中医药学会儿科专业委员会副主任委员，儿科主任中医师，硕士生导师，是一位有着人文精神和科普情怀的儿科医师。她长期从事中医儿科临床医疗、教学、科研工作，积累了诊治儿科急重症、常见病及儿科疑难杂病的丰富临床经验。徐雯教授除了医术高超外，还十分关注儿童健康成长，在《广州日报》《羊城晚报》等媒体上发表了大量科普文章，亦时常受邀到广东广播电视台、广州广播电视台主讲健康科普节目，为儿童医学知识普及倾注了大量心血。

儿童健康成长是每个家庭最大的愿望。那么，用什么方法能让儿童拥有健康的体魄并远离疾病呢？徐雯教授的新作《小儿病防护与调养——辨体质·调饮食·识推拿·懂汤方》给大家提供了专业和实用的指导及帮助。

本书共分四部分。第一部分详细介绍小儿体质的分辨及小儿各类体质的调护；第二部分根据小儿的年龄分期，全面介绍小儿各期的调养；第三部分重点传授育儿经验与技巧，以及小儿推拿小常识；第四部分分类讲述了常见食物的属性及养生作用，推荐四季养生、保健汤方、常见疾病的食疗等调理汤150首。

徐雯教授热爱她的事业，几十年来她精勤不倦，努力探索总结儿童调养保健经验，集腋成裘。在徐雯省名中医工作室同仁的共同努力下，徐雯儿童调养保健经验付诸印梓，敬奉读者，字里行间洋溢着智慧、爱心，必定能够指导父母将孩子抚育得更加聪明、活泼、健康。

是为序。

（广州市中医医院原院长、广东省名中医、
邓铁涛中医医学奖获得者、全国名老中医药专家学术经验继承工作指导老师）

目录 Contents

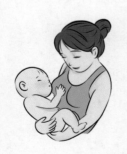

1

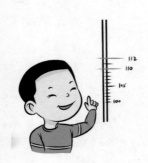

03 第三部分
保健篇

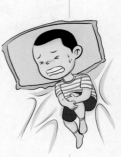

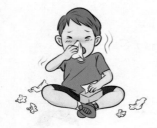

04 第四部分
饮食篇

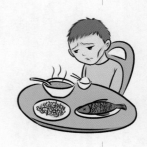

第一部分

体质篇

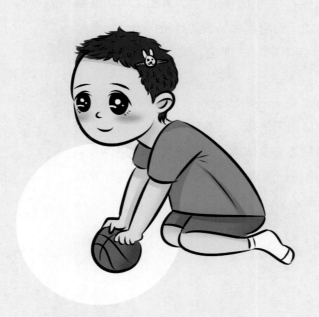

一、小儿体质的分辨

　　人的体质是由先天因素和后天获得所形成的形态结构、生理功能和心理状态方面综合的、相对稳定的固有特质。先天因素包括种族、父母、胎儿期状况等，后天因素有社会条件、气候、地域、营养、年龄、体育锻炼、药物及疾病等。小儿是一个不同于成人的特殊群体，具有自身的鲜明特点，并非成人的缩影。中医最早的经典著作《灵枢·顺逆肥瘦》中就认识到小儿体质特点，明确提出："婴儿者，其肉脆、血少、气弱。"此后，又有"纯阳"之体、"稚阴稚阳""脏腑柔弱、易虚易实、易寒易热"的描述，而明代著名的儿科圣医万全，总结归纳了小儿"三有余，四不足"的理论，突显了小儿的体质特征。

　　小儿体质可分为两大类，一类为健康正常体质，一类为病态失常体质。健康体质即阴阳平衡、气血通畅、脏腑功能和谐之体质，即均衡质；而病态失常体质，我们最常见的主要有以下6类，即内热质、痰湿质、脾虚质、积滞质、心火质、异禀质，需要特别注意加以调治。

1 均衡质

定义： 机体有较好的自我调节能力，对自然环境适应力强，生长发育良好，智力发育正常，精神状态好，少病，患病后恢复快。

表现： 食欲正常，饮食量随年龄增长而增加。自我调节能力强，进食寒热食品后身体都能自行调和，不会出现明显不适。毛发润泽，皮肤柔嫩，面色红润有光泽，唇色红润，精力充沛，活泼强健，语声清晰，哭声洪亮和顺，睡眠安静，无盗汗自汗，大便每天1次，成形不干燥，小便正常。舌体正常，舌淡红，苔薄白，脉滑或缓。

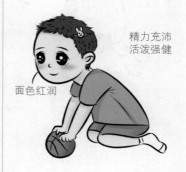

精力充沛
活泼强健

面色红润

生长发育： 发育正常，身体健壮、匀称、生机勃勃、生长旺盛。

调理方法： 保持调和。

2 内热质

定义： 为孕母在怀孕期间嗜食辛辣之品，或儿童经常嗜食辛辣煎炸及各种膨化食品，造成身体内热蕴积。或由于脾胃不足或饮食不节，积滞日久化热而形成的一种体质。

表现： 平素恣食肥腻辛辣煎炒等食品，尤其进食燥热食品后易出现不适。唇红，面色偏红，或有低热，烦躁多啼，外向好动，注意力不容易集中，夜卧不安，或睡时头汗出，不耐热，口臭，口渴喜冷饮，大便干燥，小便黄。舌质红，苔黄厚或腻，指纹紫滞。

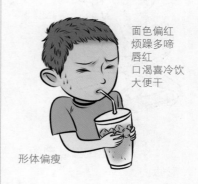

面色偏红
烦躁多啼
唇红
口渴喜冷饮
大便干

形体偏瘦

生长发育： 形体偏瘦。

调理方法： 清热消滞。

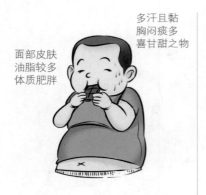

面部皮肤油脂较多体质肥胖

多汗且黏胸闷痰多喜甘甜之物

生长发育： 出现肥胖型的形体。

调理方法： 行气、化痰、祛湿。

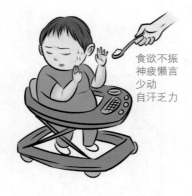

食欲不振神疲懒言少动自汗乏力

生长发育： 出现虚胖型的形体。

调理方法： 健脾益气。

❸ 痰湿质

定义： 除先天遗传因素以外，最主要的因素为后天喂养饮食习惯所造成的。随着生活水平日益提高，当今的饮食结构发生了很大变化，鸡、鸭、鱼、肉、虾等膏粱厚味之品占比大，久之则形成痰湿体质。

表现： 体形肥胖，腹部肥肉松软，面部皮肤油脂较多，多汗且黏，胸闷痰多，口黏腻或甜，喜食甘甜之物。苔厚腻，脉滑。即俗称的"小胖墩"，这种类型的小儿在临床中越来越多。

❹ 脾虚质

定义： 由于各种因素导致脾胃虚弱、引起一系列以脾虚为主要特征的一种体质状态，对外界适应力差，较易引起胃肠道疾病和呼吸道疾病。

表现： 经常食欲不佳，进食后消化不好，口气秽臭，进食量少，神疲懒言，哭声较低，身体虚胖，安静少动，面色苍白或萎黄，自汗乏力，动则汗多，大便溏烂，或夹不消化食物残渣，每天2~3次，小便量多或正常。舌质淡，舌体胖有齿痕，苔薄白，指纹淡红。

5 积滞质

定义：由于饮食不节，调理不当，内有积滞，而影响到脾胃的运化，导致出现消化不良的综合症状，日久而形成的一种体质。

表现：食欲不振，饮食量较少，饮食不慎则觉明显不适。面色苍白或萎黄，有时可见吐乳或酸馊食物残渣，腹部胀满，大便不调，酸臭或便秘，或夹有食物残渣。舌质红，苔白厚，指纹紫滞。

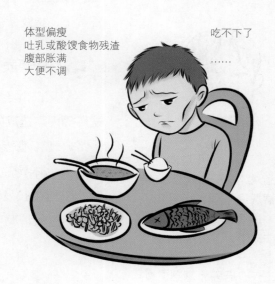

体型偏瘦
吐乳或酸馊食物残渣
腹部胀满
大便不调

吃不下了
……

生长发育：形体偏瘦。
调理方法：消食导滞。

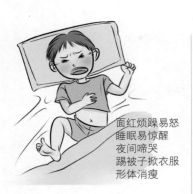

面红烦躁易怒
睡眠易惊醒
夜间啼哭
踢被子掀衣服
形体消瘦

生长发育：形体消瘦。
调理方法：清心降火。

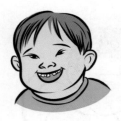

生长发育：小儿身体发育
和智力发育因异禀质特
异情况而不同，可见先天
性、遗传性的生理缺陷、
肢体缺陷。
调理方法：健脾补肾，补
养先天、后天为基础。

6 心火质

定义：小儿心常有余，心火易亢，引起以心火亢盛为主要特征的一种体质。

表现：平素恣食肥腻辛辣煎炒等食品。易出现口舌生疮、夜睡不宁、便秘等。面红，心神不宁，多动不安，烦躁易怒，注意力不集中，挑食，食欲缺乏，口臭，大便干结，小便黄，入睡难，睡觉易惊醒，夜间啼哭，踢被子、掀衣服。嘴唇偏红，舌质红，苔黄干，指纹紫。

7 异禀质

定义：由于先天禀赋不足和禀赋特异性遗传等因素造成的一种体质。

表现：遗传性疾病有单基因病、多基因病、染色体异常等；胎传性疾病为母体影响胎儿个体生长发育及相关疾病特征；过敏性疾病因过敏情况不同而有不同的表现。

二、小儿各类体质的调护

◎ 调护的概念

疾病，是人体的正常生理活动在某种程度上受到破坏的表现。中医学认为，疾病的发生与否，与人体自身的正气强弱息息相关，人体的正气强盛，病邪无从入侵，人体就不会生病。一旦人体的正气不足，无力抵抗病邪，病邪侵犯人体，则发为疾病。疾病的发展和痊愈，取决于药物的治疗、体质因素、精神状态、生活环境、家庭调护及营养等情况，其中正确的调护对减少或防止疾病发生、发展具有不可估量的意义。

调护，就是采取相应的方法调节机体的状态，增强身体健康，提高防病机能，减少疾病的发生。疾病发生时，通过适当地调摄和饮食养护，以配合疾病的治疗和预防疾病的并发症。疾病恢复期，通过对饮食、起居、劳逸、寒热等的调控与安排，促进疾病的恢复，防止疾病的复发。对某些易复发、再发的疾病，通过合理调摄、护理、饮食调节，控制疾病的再发。

小儿为稚阴稚阳之体，内脏器官功能未趋成熟，具有发育迅速，发病容易，传变迅速，脏气清灵，易趋康复的生理和病理特点。正确、适当的生活调护和饮食疗养有助于配合医生的治疗，防范疾病的发生，促进疾病的恢复。

◎ 小儿生理病理及体质特点

小儿五脏有不足和有余，古人谓之"三有余，四不足"，即：肝常有余，心常有余，脾常不足，肺常不足，肾常虚。针对这些脏腑特点，进行相应调理，将有利于小儿的生长发育，减少疾病的发生。

小儿自胚胎孕育时起，机体一直处于不断生长发育过程中，各系统组织器官随年龄的增长，逐步增大，发育完善，功能渐趋成熟，直至成人才完全发育成熟。小儿的生理特点有二：其一，小儿如初生的幼芽，无论在物质基础还是生理功能上，都是幼稚和不成熟的。对于这一点，中医有"小儿为稚阴稚阳之体"的说法。其二，生机蓬勃，发育迅速，年龄越小，生长发育的速度越快，犹如旭日初生，草木方萌，蒸蒸日上，中医称之为"纯阳之体"。小儿上述两方面的生理特点决定其病理特点。

小儿的病理特点有两方面。①发病容易，传变迅速：小儿脏腑娇嫩，皮毛疏松，机体和功能均较脆弱，对疾病的抵抗力较差，加上寒暖不识自我调节，饮食不能自我节制，一旦调护失宜，易为疾病所侵袭。如：小儿胃呈水平位，贲门括约肌松弛，故饮食稍不注意或有其他不适，容易呕吐和喂奶后溢奶等。小儿不但发病容易，且在得病之后有变化迅速的特点。如：偶患感冒，可迅速转化为肺炎，若治疗不及时，则还会出现肺炎合并心力衰竭，危及生命。②脏气清灵，易趋康复：儿科疾病在病情发展转归过程中，虽有传变迅速，易转恶化的特点，但由于小儿生机蓬勃，修复能力强，病因单纯，又较少夹杂情绪因素，因此，在患病之后，经适当的治疗和调护，较成人好转得快，易恢复健康。即使病情危急的情况下，只要处理得当，预后亦往往较好，这与民间"小儿无诈病，易发易康复"的说法相吻合。

◎ 小儿各类体质的调护

中医学认为"阴平阳秘，精神乃治"，一旦身体阴阳平衡被打破，产生偏颇体质，即可诱发疾病。通过合理的调护，改善和纠正偏颇体质，消除疾病发生的内在因素，起到预防和控制疾病的作用。

（一）均衡质

养成良好的生活习惯，宜从寒温、饮食、作息、锻炼等方面予以调摄。一般不必额外补充营养类药物，以免造成体质上的改变。应平补阴阳，食谱广泛，清淡饮食；忌食过冷、过热、过辛、过燥及肥甘厚腻之品。

（二）内热质

1. 生活起居　养成良好的生活习惯，多增加户外活动，加强锻炼，如跑步、跳绳、打球、散步等。多饮水，汗出后注意勤换衣服。

2. 饮食调理

（1）饮食宜忌　宜食甘寒清凉、富含纤维素的食物，如苦瓜、木瓜、黄瓜、西瓜、绿豆芽、白菜、胡萝卜、卷心菜、白菜、雪梨、香蕉等。不宜暴饮暴食，忌食辛辣、煎炸、甘腻之品，如辣椒、胡椒、油条、炸薯条、巧克力、糖果、饮料等。

（2）饮食疗法

菊花茶：杭菊10克，加少许冰糖，煎水代茶。

夏枯草茶：夏枯草10克，加少许红糖，煎水代茶。

（三）痰湿质

1. 生活起居　注意开窗通风，保持室内空气对流，避免经常出入人员密集的场所；注意劳逸结合，避免过于疲劳，晚上不宜太晚睡觉，应尽量在10点左右上床睡觉；避免受寒感冒，小儿平时穿衣不宜过多，应根据气候变化适当增减衣服，睡眠时的被子也不宜过厚；进行适当锻炼和户外活动，以增强小儿抗病能力。

2. 饮食调理

（1）饮食宜忌　宜食性平微温、味淡、燥化痰湿之品，如薏苡仁、小米、扁豆、海带、鲫鱼、冬瓜、赤小豆、陈皮；忌食滋腻不易消化、酸涩柔润、肥甘易生痰饮之物，如石榴、荔枝、龙眼肉、蜂蜜、大枣、糯米、巧克力、芝麻、甘蔗、冷冻饮料等。

（2）饮食疗法

芡实陈皮鲫鱼汤：芡实15克，陈皮3克，白鲫鱼1尾。加水煮汤，加少许盐后即可食用。

山药陈皮粥：山药15克，陈皮3克，粳米50克。加水煮粥，适量食用。

木棉花粥：木棉花1朵，粳米50克。加水煮粥，加少许盐后即可食用。

（四）脾虚质

1. 生活起居　注意开窗通风，保持室内空气新鲜。加强身体锻炼和户外活动，如跑步、游泳、日光浴等，增强皮肤和呼吸道对冷空气的适应性。根据气候及时增减衣被，避免穿着过多的衣服或捂过厚的被子，导致小儿汗出。小儿汗出后还应注意及时更换衣服，防止当风而卧引发感冒。

2. 饮食调理

（1）饮食宜忌　饮食要有所节制，不宜过饥过饱，宜热食，宜食易消化健脾之品，如豆制品、鲫鱼、大枣、山药、鸡蛋、扁豆、莲子、南瓜、牛肉、羊肉、木耳、核桃、龙眼肉等。忌食生冷寒凉、肥甘厚味之品，如苦瓜、白菜、梨子、火龙果、绿豆、紫菜等。

（2）饮食疗法

莲子猪腱汤：莲子10克，猪腱肉100克。猪腱肉切块，飞水去肉腥，置于锅内，放入莲子加适量清水煮沸后转文火煮约45分钟，以盐调味，饮汤食肉。

燕窝炖瘦猪肉：燕窝5克，瘦猪肉30克。燕窝浸泡4小时，拣去杂质，瘦猪肉切片，同放入炖盅内，加100～120毫升开水，隔水炖1～2小时后即可食用。

（五）积滞质

1. 生活起居　养成良好的生活习惯，加强身体锻炼和户外活动，尤其是餐后应进行适当活动，不宜立即上床睡觉。睡觉时应注意腹部盖被保暖，以免受凉。注意饮食卫生，不喝生水，不吃腐败变质和被污染的食物，饮前便后勤洗手。

2. 饮食调理

（1）饮食宜忌　饮食应节制，食有定时，饮食清淡，不可暴饮暴食，宜热食、易消化之品，如萝卜、蔬菜、米汤、面条、柚子等。不宜过食肥甘厚腻、冷饮及不易消化之品，如牛肉、羊肉、猪蹄、煎炸食物、雪糕、冰水、巧克力、芋头、花生、粉条、鲜菇类、瑶柱等。

（2）饮食疗法

猪横脷苹果汤：猪横脷（猪的脾脏）半条，苹果1个。苹果连皮洗净，切半去心；猪横脷洗净切块，飞水去肉腥。置于锅内，加适量清水煮沸后转文火煮约30分钟，以盐调味，饮汤食肉。

麦芽猪腱汤：麦芽10克，猪腱肉100克。猪腱肉切块，飞水去肉腥，与麦芽同置于锅内，加适量清水煮沸后转文火煮约30分钟，滤去麦芽，以盐调味，饮汤食肉。

（六）心火旺质

1. 生活起居　养成良好生活习惯，增加室外活动，加强锻炼，如散步、跳绳、跑步、体操等。保证充足的睡眠，适时增减衣服。家长不宜过多打骂或训斥小儿，尽量保持孩子心情舒畅。

2. 饮食调理

（1）饮食宜忌　宜食甘寒清凉、清淡之品，如木瓜、苦瓜、黄瓜、绿豆芽、卷心菜、西瓜、梨子、香蕉等新鲜蔬菜和水果。多饮水，宜节制饮食，忌暴饮暴食及过食肥甘刺激之品，如油炸食物、巧克力、甜食或甜饮料、茶水等辛辣刺激食品。

（2）饮食疗法

节瓜淡菜汤：节瓜250克（去皮），淡菜50克，猪肉125克（飞水）。加水煮汤，加少许盐后即可食用。

竹叶卷心冰糖茶：取早上打过露水的竹叶卷心一扎，洗净后加水及少许冰糖，煎水代茶。

（七）异禀质

1. 生活起居　生活有规律，保持睡眠充足。尽量不到人员密集的场所，避免染病。根据天气变化，及时添减衣物。增加户外活动，如散步、做操，不做剧烈运动如跑步、踢球、游泳等。家长对此类孩子应更有耐心、更加细心，从衣食住行等多方面给予调护。

2. 饮食调理

（1）饮食宜忌　宜食辛甘、补益脾肾之品，如羊肉、鸽肉、鸡肉、牛肉、芡实、扁豆、龙眼肉、木耳、核桃等；忌食寒凉之品和易致过敏之品，如莲藕、百合、绿豆、冬瓜、黄瓜、苦瓜、鸭肉、菠菜、冰冻饮料、菠萝、杧果、虾、蟹等。

（2）饮食疗法

益智仁炖肉：益智仁10克，猪肉30克。将益智仁洗净，与猪肉同放入盅内，隔水炖至肉熟烂，加少许盐即可食用。

核桃仁粥：核桃仁30克，大米适量。将核桃仁捣碎，大米淘净，加水适量煮成粥，可经常服食。

（徐　雯）

02

第二部分

调护篇

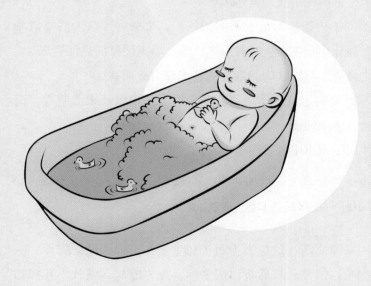

一、新生儿期　从出生后脐带结扎到出生后28天

　　宝宝从母体中脱离，来到这个陌生的世界，他们的机体也要重新适应这个新的环境。他们需要开始自己呼吸和循环，自己吸收和排泄，但是由于他们的脏腑和功能还异常脆弱，因此患病后反应性差，病死率高。此时期应特别关注新生儿的一举一动，从中发现异常之处，及时发现疾病，早期治疗，防止疾病加重和恶化。

◎ 是否需要清胎毒？

　　我国好多地方都有给初生儿清胎毒的传统，使用一些清热解毒的中药少量饮用，如腊梅花水、金银花水或是黄连水等。

　　对于清胎毒，不同的中医家对此有不同的认识，部分专家认为需要清胎毒，因为观察到绝大部分小儿在出生时有面红目赤、烦闹便秘的热证表现。

　　有些专家则不主张清胎毒，认为胎毒会随着成长自然而解。

　　我们认为不应不顾及初生儿的体质盲目地使用清热解毒药来清胎毒，而应该使用健脾益肺的方法来调理宝宝身体。

　　在此推荐家长使用广州市中医医院老专家的一个小方：

　　西洋参汤（体虚者用红参）：以西洋参（或红参）1.5克加少许冰糖、30毫升清水，隔水炖1小时。每周服用1次，连服4周。

　　为何用参而不用寒凉之药？这是因为对于初生婴儿更强调顾护脾胃，一旦幼儿脾胃受损，则难以恢复，日后将体弱多病。此方能起到强壮小儿脾肺的作用，在临床中屡试屡效。

◎ 如何护理脐部？

现在小儿一般都在医院出生，生后有专业的医生和护士给予断脐及24小时内的再次消毒处理。由于脐带残端需要经过4～10天左右才会自然脱落，此阶段大部分小儿已经出院，因而断脐后的护理知识也是需要新手父母掌握的。

（1）保证脐部清洁干燥、防风保暖，避免接触到尿液、污物等。

（2）洗澡时要避免浸湿脐部。

（3）可用脐兜或脐带，防止小儿因哭闹而导致脐疝形成，同时也起到保暖抵御风寒的作用。

（4）如果发现脐部有突起或是红肿、渗液、出现异味等情况，需要及时就医。

◎ 是否需要每天洗澡？

在我国的部分地区存在着不能给新生儿勤洗澡的说法，认为会"受风着凉"，但是事实上，新生儿虽肌肤娇弱，皮肤屏障功能差，但代谢旺盛，故

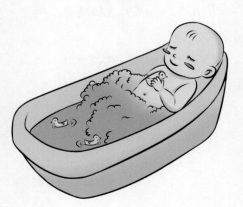

应勤洗澡，勤换衣服，保持皮肤的清洁。需要注意洗澡的方法，以及相关的注意事项。洗澡时应注意以下几点。

（1）喂奶后不可立即洗澡。

（2）洗澡的环境一定要避风而温暖，水温不可过高，手感温热即可，以36~38°C为宜。

（3）洗澡时间不应过久，10分钟左

右即可。

（4）洗澡时动作轻柔，避免水进入眼、耳、鼻部。

（5）断脐前脐部不可浸湿。

（6）注意皮肤褶皱处的清洗，尤其是肥胖儿。

洗后注意及时擦干身体及头发，可适当扑一些爽身粉以保持局部干燥。

◎ **宝宝出现这些情况不要惊慌**

1. 马牙与螳螂子

马牙：当发现宝宝口腔齿龈或是上颚中部有一些黄白色的碎米大小的疙瘩时，不要惊慌，这是一种特殊的生理状态，称为"马牙"，它会自行在数周或数月消失。

螳螂子：还有家长发现宝宝两边的面颊部位各有一个隆起，这其实是宝宝颊部的脂肪垫，称为"螳螂嘴"，中医称为"螳螂子"，也是一种正常生理状态，有助宝宝吸吮。因此，观察到这些情况，千万不可自行挑刮。

2. 假月经与乳房发育 女宝宝在出生后的几天内，一些细心的家长可能会观察到他们的宝宝的乳房有隆起，或是阴道有少量流血，此时不必惊慌，隆起多数会在3周后消退，而流血也会在1～3天自行停止的。这是因为妊娠后期母亲雌激素进入胎儿体内，出生后突然中断导致的正常生理现象。

3. 生理性黄疸 有半数以上的宝宝会出现生理性黄疸，早产儿的比例更高，约有80%。生理性黄疸多数在出生后2～3天出现，4～6天达到高峰，但会在7～10天内消退，部分早产儿持续的时间会较长。

如果黄疸过早出现（生后24小时以内），或是持续时间较长达2周以上，或是精神状态不好，或有其他不适症状出现，家长应及时就医，因为有可能是病理性黄疸，不可耽误治疗。

如果宝宝虽然皮肤发黄但是面色红润，没有别的症状，父母也不必过分忧虑。

◎ **宝宝最理想的食物是什么？**

母乳是宝宝最好的天然食物，母乳喂养不仅简便经济，而且安全、卫生，易于小儿消化吸收，还富含新生儿所需的所有营养，以及丰富的抗体、活性细胞及其他免疫活性物质，可以有效地保护新生儿的健康。

◎ **如何开乳？**

（1）初生开乳时间　新生儿出生后应尽早开乳，可在产后立即进行，最好不要超过2小时。

（2）开乳方法　可以把宝宝抱到妈妈身边，一边给予爱抚，一边让宝宝吸吮乳头，这样可以反射性地促进乳汁分泌。

（3）尽早开乳的益处　尽早开乳不仅可以预防新生儿低血糖的发生，还可以减轻婴儿生理性黄疸及减少生理性体重下降，同时可促进母乳的分泌。

◎ **增乳的方法有哪些？**

如果妈妈产后母乳不足，就需要尽快调理以增进乳汁分泌。

（1）可以多喝一些有增乳效果的汤水，如猪脚汤、鱼汤、木瓜汤等。

（2）同时应避免进食寒凉性质的蔬菜瓜果，如西瓜、雪梨、苦瓜等。

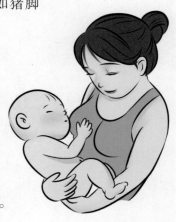

（3）中医认为麦芽有回乳的作用，也要避免食用。

（4）可根据妈妈的体质服用调补气血、通乳等功效的中药。

（5）可以采用针刺按摩等方法进行综合调理。

◎ 无法进行母乳喂养怎么办?

有些妈妈因为疾病或一些其他的原因确实无法进行母乳喂养,此时可使用牛乳替代母乳。

牛奶的选择应慎重,一般应选择信誉好的婴儿奶粉作为喂养奶粉,同时由于新生儿的肠胃适应能力较差,应注意不要经常更换奶粉品牌。

因某种原因必须更换时,应首先以两种奶粉交替喂养,逐顿增减直至完全替代,不可一天内以一种奶粉完全替代另一种奶粉,这样新生儿在短时间内难以适应,可出现腹泻或消化不良。

此外,喂奶后切忌立即改变小儿的体位,应保持喂奶时体位,并用手轻拍小儿的背部,直至其呃气,才可改变体位,否则,易引起小儿呕奶或溢奶。

二、婴儿期 从28天到1周岁

婴儿期的宝宝生长发育特别快，通常周岁时体重为出生时的3倍，身长为1.5倍，乳牙在6个月时开始长出。

◎ 婴儿期如何断奶？

断奶切忌简单粗暴，一定要循序渐进并选择好时机。

（1）逐步过渡　可慢慢用正餐来取代母乳或配方奶，慢慢减少宝宝喝奶的次数和量。因为事实上从宝宝开始添加辅食的时候，母乳或是配方奶就应逐渐从主食过渡到辅食了。

（2）最好不要选择在宝宝半岁前断奶　因6月龄前，婴儿从母体获得的抗体，对多种疾病有一定的免疫能力；6月龄后，免疫抗体逐渐消失，感染的机会大大增加，患病也会较半岁前增多，此时戒奶将引起种种不适，不利于婴儿的健康，故应尽量避开在此期间断奶。

（3）夏季不是断奶的合适季节　如果适逢夏季，最好待天气转凉后才断奶，因夏季气候炎热，小儿消化力差，改变饮食，容易发生腹泻。

（4）要避开宝宝生病或食欲不振的时候断奶。

◎ 如何添加辅食？

（1）通常在宝宝2～3个月的时候就可以考虑添加辅食了。

（2）由少量的单一品种逐渐过渡到一定量的多品种辅食。

（3）一般先从液体食物开始，如2～3个月时可以添加果汁、菜汁等。

（4）4～6个月时可以添加些半固态食物如稀饭、米糊蛋黄、鱼泥、豆腐、水果泥、菜泥等。

（5）7~9个月时，可以添加碎菜、肉末、烂面、饼干、鱼、蛋等。

（6）10~12个月时，可以添加软饭、馒头、碎肉、油、豆制品等。

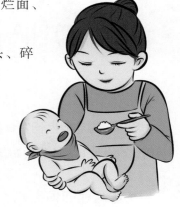

（7）添加辅食的时候一定不要过于心急，每次添加一种，先给一点点，等适应之后再加量，要遵循由少到多、由粗到细的原则。

（8）一定要注意不要给宝宝吃花生、果冻等食物，以避免造成异物吸入。

◎ **宝宝该睡多久？**

睡眠对于宝宝的生长发育是至关重要的，这是因为生长激素主要是在深睡眠时期分泌的，而浅睡眠又与人的记忆力密切相关，因此良好的睡眠可以促进宝宝的生长发育。

（1）一般而言，年龄越小，睡眠时间越长。

（2）1个月大的婴儿的睡眠时间20~22小时。

（3）3个月在16小时左右。

（4）半岁通常会睡12~14小时，之后慢慢减少。

◎ **如何让宝宝睡得香？**

可以从以下几个方面入手。

1. 做好睡前工作

（1）白天的时间尽量让宝宝多接触阳光，多活动。

（2）晚上睡觉的环境一定要清洁、通风，保持安静、光线暗，温度、湿度也要适宜。

（3）睡前最好洗个热水澡。

（4）睡前喝适量的奶，但注意不要吃得太饱。

（5）睡前可以轻轻抚摸宝宝头部但不要抱起来又摇又拍。

（6）入睡前还可以给宝宝做个按摩操，家长可以将两手搓热，以肚脐为中心，顺时针按摩30～50圈。

2. 为宝宝选择合适的被子和枕头

（1）新生儿因为还没有形成脊柱的生理弯曲，因此是不需要枕头的。

（2）到了5个月左右可以将毛巾对折来当枕头，7个月以后一般可垫3厘米左右的软枕头。

（3）由于宝宝的新陈代谢旺盛，盖的被子最好是比成人的要薄一些。另外家长比较容易犯的错误是常常给宝宝盖过厚的被子，衣被包裹过厚不利婴儿散热而汗出，由于汗出则皮毛变疏，容易反复感受风寒而发病。

（4）对于1岁以下的宝宝，应该选择透气的薄毯子来代替被子，以避免宝宝将被子蒙住头部而影响呼吸。

3. 睡眠时注意的问题

（1）宝宝睡眠时要经常给宝宝翻翻身。

（2）及时更换尿布，保持干爽。

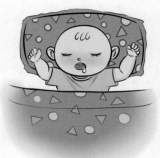

（3）还要注意宝宝睡眠的姿势，最好的睡姿是仰面睡为主。如果孩子喜欢俯卧，一定要及时纠正，因为这种睡姿易导致口鼻等呼吸器官受阻，导致窒息。

◎ 如何增强婴儿期宝宝的体质？

宝宝从母亲身上得到的抗体，通常在6个月以后就渐渐消失了，6个月以后宝宝会比较容易生病。因此婴儿期尤其应注意锻炼身体，增强抵御疾病的能力。

（1）锻炼身体应做到从小开始，循序渐进，不可急于求成，不要随意中断。

（2）可利用新鲜空气、日光浴、水浴、学习爬行、行走等形式进行锻炼。

（3）多做户外活动，多晒太阳。尽量选择上午10时前晒太阳，不应在正午晒太阳，因此时阳光过于猛烈，易灼伤皮肤。晒太阳时，尽量使皮肤多接触阳光，但须避免阳光直射头部。

（4）注意居室的环境，开窗睡觉，要保持空气流通，舒爽，干净，环境要安静。

◎ **如何进行婴儿期宝宝的教育？**

（1）无论宝宝是否听得懂，父母都应该经常对宝宝说说话，让宝宝早期接受被动的语言刺激，有利于小儿语言方面的发育。

（2）经常播放儿童音乐或抒情音乐，培养宝宝的感知能力。

（3）在宝宝床上或宝宝房间挂一些色彩鲜艳的、可转动的玩具，有助于加强婴儿眼球的运动。

（4）通常宝宝的运动是从"七坐八爬"开始的，一般的宝宝会根据自己身体的发育情况来运动，千万不要提早训练，家长需要做的是提供安全的场所，并准备一些合适的玩具让宝宝们活动就好了。

◎ **宝宝需要预防接种吗？**

由于婴儿期对各种感染都有较高的易感性，此时来自母体的抗体已经逐渐消失，婴儿期的预防接种，是预防某些传染性疾病，保障身体健康的必要措施。

因此，应根据年龄、季节如期进行预防接种，以预防疾病的发生。

三、幼儿期 | 1岁~3岁

幼儿期的体格增长较婴儿期缓慢，生理功能日趋完善，前囟在1岁~1岁半时闭合。1岁以后长出上、下、左、右磨牙，1岁半出尖牙，2岁出第2颗乳磨牙，2~3岁出齐20颗乳牙。语言、动作及思维活动的发展迅速。

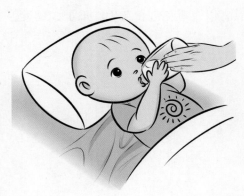

◎ 幼儿期如何戒断睡前奶？

（1）在此时期的宝宝，比较难以戒去的通常是睡前奶。

（2）家长可以把睡前奶的时间渐渐提前，慢慢减少奶量。

（3）还可以采取转移注意力的方法，如睡前讲故事、读绘本等方式来取代之前睡前喝奶的习惯。

（4）要注意白天多到户外活动，夜晚则不要进行过于兴奋的活动。

◎ 幼儿期如何安排宝宝的饮食？

（1）幼儿期乳牙已长齐，开始学习咀嚼，应适当进食牛肉或猪肉，可剁碎做成肉饼食用。

（2）此时期可以把米粥、稀饭、面条、面包、糕点等作为主食，配合青菜、鸡汤、鱼汤、骨头汤等。

（3）注意营养均衡，不可偏食或暴饮暴食，每天可进食4~5餐。

（4）每天需饮用配方奶或牛奶1~2次，以增加机体钙质的补充。

◎ 注意宝宝的安全问题

幼儿期宝宝的活动范围渐渐增大，而且对所有事物都感到新鲜，此时一定要注意宝宝的安全问题。

（1）室内一切设施都应加设保护装置，如：电插座需加盖，以防触电。

（2）热水瓶或水杯不应放在地上而应置于小儿不能接触到的地方，准备洗澡水的时候注意先添加凉水再添加热水并避开小儿，防止小儿烫伤。

（3）门窗要紧闭，避免小儿攀爬跌落。

（4）平时注意及时关闭厨房门、卫生间门等，以避免小儿进入较危险的房间。

（5）不要给小儿玩较小零件的玩具，以及避免进食花生、瓜子、豆类等食物，以防止小儿误食引起窒息。

四、幼童期 | 3岁至6岁或7岁，也称学龄前期

幼童期由体格的迅速发育转入神经精神的迅速发育，与成人的接触更加密切，理解和模仿能力强，语言逐渐丰富，并逐步理解不少抽象概念，如数字、时间等。

◎ 如何帮助孩子适应幼儿园生活？

孩子通常在此时期开始进入幼儿园过集体生活，生活环境会发生比较大的改变，会受到师长及其他孩子的影响。此时期家长要注意培养孩子良好的生活习惯，适应新的环境。

（1）养成定时起居的习惯以配合学校的作息时间，注意晚上按时睡觉。

（2）幼童期孩子与过去相比，常常会面对零食的诱惑，但通常这些零食甜点并无营养，而且吃多了还会影响宝宝的消化功能，甚至影响正餐的食欲，因此，一定要引导孩子拒绝零食的诱惑。

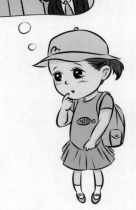

（3）此外，尤其需要注意的是安全问题。此期的孩子对周围新鲜事物的好奇心大，遇事喜欢刨根问底，常因不知危险而发生意外，因此，要注意防止中毒、摔伤、溺水等意外事故的发生。

◎ **学龄前的教育应该注意哪些方面？**

（1）家长可通过周围的事物或以讲故事的形式教育孩子，使其成为善解人意，礼貌待人，富有爱心，同情心，正义感，处处为别人着想的好孩子。

（2）此期教育主要侧重于简单数学计算、语言的组织和表达、认识简单的文字等，此期不主张教儿童写字或教授过于深奥的数学题，以免妨碍小儿上学后的学习兴致。

（3）要多鼓励孩子，不要过分约束，应让其多参加文体活动，增加与他人接触和沟通的机会，培养孩子的自我表现欲望，并锻炼小儿健壮的体魄。

◎ **学龄前期的饮食应注意什么？**

（1）此期儿童的饮食可接近成人，但应偏于清淡，多进食鱼类、水果、蔬菜。

（2）不可过多进食零食、糖果、饮料、煎炸、肥腻之品，保持营养均衡。

（3）注意培养良好的饮食习惯，营造一个安心进食的环境，进餐时不要有太多的干扰，避免一边看电视一边吃饭，或是逗弄孩子。

（4）吃正餐之前不要给孩子吃零食或是进行剧烈的运动。

（5）进食之后可以带孩子散步或是进行轻量的活动，不要平躺或久坐。

（6）还要注意养成细嚼慢咽的习惯，大人陪孩子吃饭时要以身作则，做好榜样。

五、儿童期 | 6~7岁至11~12岁，也称学龄期

儿童期儿童身体发育稳步增长，体格逐步接近成人，乳牙也逐步脱落更换为恒牙。此时期是儿童接受学校教育的时期，家长除了注意培养孩子良好的学习习惯外，也要关注孩子的情绪和行为的变化，及时疏导不良情绪，加强沟通，保障孩子的身心健康。

◎ 学龄期的饮食应注意什么？

随着生活水平的提高，现在的孩子通常面临的饮食问题已经不再是营养不良，而多数是饮食不均衡、不规律或是过食寒凉等。因此，父母要注意孩子饮食习惯的培养，还要注意食物的营养要均衡。

（1）此期儿童的食欲较旺盛，要注意做到饮食有节，不可暴饮暴食，也不能为了保持苗条身材，过度节食，影响健康发育。

（2）此时期由于处于发育阶段，对营养的需求增加，应注意饮食中营养的搭配，注意摄入足够的优质蛋白质如蛋、奶、豆类等，适当多进食肉类食物以增加蛋白质的摄入，利于身体发育的需要。

（3）注意补充微量元素，如缺锌会影响孩子的食欲，铁是血红蛋白的必需物质，而铜是血红蛋白的催化剂，虽然这些微量元素人体的需要量并不大，却是必不可少的。因此，饮食上要注意摄入一些富含微量元素的食物，如小麦胚芽、鱼虾、牛肉、贝类、海藻、深色蔬菜等。

（4）这个阶段也是孩子骨骼发育的黄金时期，多吃些富含钙、磷元素的食物，促进骨骼的成长。摄入足量的奶制品，以及绿色蔬菜尤其是深绿色蔬菜、芝麻等富含钙质的食物。

（5）应避免妄用滋补之品，以免发生性早熟。

（6）另外，此时期要注意戒掉不良的饮食习惯，如饮用大量的碳酸饮料、爱吃甜食及"垃圾食品"等。

（7）一旦发现孩子出现厌食等问题应及时调养，如果身高没有达到同年龄水平要及时就医调理。

◎ 怎么做才能让孩子长得更高？

要想孩子长得高，除了注意孩子的饮食，还要注意孩子的睡眠和运动。

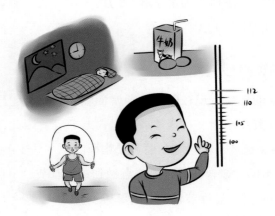

睡眠方面，一定要保证晚上10点之前入睡，这是因为生长激素分泌最多的时间是晚上11点至次日凌晨1点，这期间生长激素的分泌是白天的十几倍，因此如果错过了此时期，对孩子的生长会有很大的影响。

运动方面，多做跳跃类的运动，可以刺激骨骼的生长。从中医角度讲，常做跳跃类的运动可以刺激肾经的一个主要穴位"涌泉穴"。中医认为肾主骨，多刺激这个穴位可以帮助骨骼的生长。

◎ 如何保护孩子的视力？

孩子在此时期因为持续的学习和电脑的使用，易引起眼睛疲劳，导致视

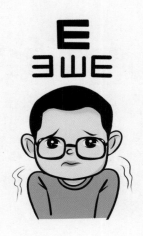

力的下降，因此，应特别注意保护眼睛。可从日常生活中培养良好的用眼习惯做起。

（1）掌握看书和使用电脑时间，每隔30~50分钟休息一会儿。

（2）注意双眼与书本、电子产品的距离。

（3）保证在良好的光线下阅读。

（4）定期做眼保健操，保护视力健康。

（5）多运动尤其是多做户外活动。有研究表明户外活动可以有效地减少近视的发生，保证每天在自然光线下活动至少1小时，多接触大自然。

（6）饮食方面可以多吃胡萝卜、绿色蔬菜等。

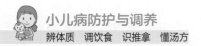
六、青春期 ｜ 女孩从11～12岁到17～18岁，男孩从13～15岁至19～21岁，存在个体差异。

青春期大脑的形态发育已达到成人水平，综合分析能力、体力活动均有进一步的发展，已能适应复杂的学校和社会环境。对各种传染病抵抗能力增强，疾病的种类及表现基本接近成人。

◎ 青春期的饮食应注意什么？

由于青春期是生长发育的高峰期，骨骼、肌肉包括脑的发育都处在一个高水平上，而且孩子在此阶段的运动和活动也增多，因此家长一定要注意孩子的饮食以满足生长发育的需求。

（1）注意膳食的均衡，蛋白质、碳水化合物、脂肪要均衡摄取，还要保证一些人体必需的微量元素及维生素的摄入。

（2）此期是孩子生长发育的第二个高峰期，为了满足孩子骨骼发育的需求，能够长得更高，一定要注意孩子饮食中钙、锌、铁、磷、碘等微量元素的摄入，尤其是钙的摄取，可以多食用钙质丰富的食物，如蛋、奶、芝麻、鱼、豆类等。

（3）家长需要注意此阶段的孩子的营养摄取要较成人高，其中青春期男孩比女孩还要更高，因此要保证各营养物质摄入足够的量。

（4）青春期的孩子由于课业负担重，用脑较多，因此一定要好好吃早餐，这将影响到孩子一天的新陈代谢及大脑的活动度。还可以给孩子准备一些健康又有营养的食物作为加餐以补充能量。

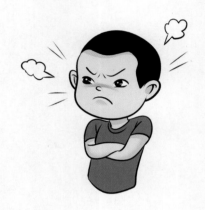

◎ **青春期培养孩子的重点是什么？**

（1）进入青春期，孩子生殖系统的发育进入成熟期，由于生理及心理的变化，会有烦躁不安、情绪不稳定等表现，家长应重视孩子青春期的教育，多与其谈心和沟通，及时了解孩子的心理状态，正确引导孩子，消除羞涩心理，注意青春期卫生。

（2）此期孩子面临的学习压力越来越大，家长应着重于心理素质的训练，培养孩子学会与人沟通并正确处理同学之间、师生之间的关系。

（3）教育孩子正视挫折，懂得克服困难，正确对待表扬与批评。

（4）鼓励孩子多与各类人接触，树立良好的交友观，培养其与他人交往的能力，积极参与社会活动。

（5）养成热爱劳动、善待他人、爱好学习的好习惯，为将来更好地融入社会打下坚实的基础。

（王媛媛）

03

第三部分

保健篇

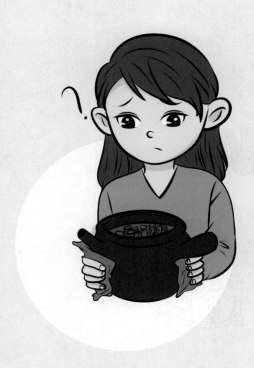

一、育儿经验与技巧

◎ 为何"若要小儿安，常带三分饥与寒"？

"四时欲得小儿安，常带三分饥与寒"是一句民间俗语，源自明代儿科医家万全所著的《育婴家秘》。书中提出"育婴家秘无多术，要受三分饥与寒"，指的是若要小儿健康成长，不可喂食过饱，不可穿着过暖，这是古代医家预防疾病和小儿调护的经验总结。那么，为什么养育小儿要保持"三分饥与寒"呢？

首先应从小儿的体质说起，小儿为"稚阴稚阳"之体，如初生之草木，不胜风寒，五脏六腑成而未全，全而未壮，尤以肺、脾、肾三脏不足。

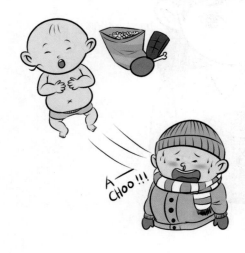

小儿又为"纯阳之体"，发育迅速，对水谷精微的需要相对较多，加之小儿饮食不懂自节，饮食稍有不慎，易损及脾胃，影响到小儿的消化吸收功能。临床常见家长唯恐孩子进食过少，营养不足，常常追着小儿喂食，或边吃边看电视，或暴饮暴食、喜零食补品或肥甘厚腻之品，如此填鸭式和无节制的喂养方式很容易加重小儿胃肠负担，引起胃肠道功能紊乱，如出现打嗝、吐奶、反胃等，若饮食停留在胃肠消化不及时，则可能出现腹胀、腹痛、积食、厌食，甚至导致发热等。此外，中医认为"胃不和则卧不安"，饱食而眠还可引起夜睡不宁。

保持小儿的"三分饥"，就是通过节制幼儿饮食来养护脾胃，避免变生疾病。中医认为小儿饮食要做到宁少勿多食，宁饥勿食饱，宁迟勿食速，强调乳贵有时，食贵有节。"有时"即定时进食，"有节"为适量进食。在日常调护中，家长应注意小儿的饮食不可过饱、不可过快，应细嚼慢咽，才可使胃肠充分消化吸收。应进食既富有营养，又清淡易消化的食物，注意节制零食，不吃油炸、膨化食品，避免巧克力等高热量食品，多吃蔬菜、豆制品等富含维生素和蛋白质的食物，不可任其偏食、嗜食。

小儿脏腑娇嫩，肌肤疏薄，卫外机能未固，肺常虚，加之寒暖不能自调，无以适应外界气温变化，故易受六淫侵袭，出现伤风感冒、咳喘、肺炎等病证。许多父母担心小儿受寒，覆被着衣过厚，冬日开启暖气，以致小儿时时汗出，汗出则腠理疏松，稍受风寒，则易感冒为患。若小儿患热病中包裹过严，不易散热还可出现高热，甚至惊惕、抽搐、神昏的情况。

尽管小儿没有大人耐寒，但始终处于运动状态，身体随时产生热量，且小儿为纯阳之体，故不要给小儿添加过多的衣服，捂得太严，以免一穿一脱受凉感冒。

保持小儿"三分寒"，可以给小儿穿得稍微少一些，不仅便于活动，适当的寒冷刺激还可提高小儿抗寒能力，增强体质，减少感冒。但须注意，即使穿得少，也要把握一个原则，就是"下厚上薄"，且孩子穿衣护住"前心后背"。

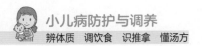

"若要小儿安，常带三分饥与寒"是古代医家小儿养生调护思想的体现，强调小儿调护主要从节制食欲与顺应四时变化规律来实现，对于当今小儿喂养具有重要的指导、借鉴意义。

（徐　雯）

◎ 每个孩子都需要补充微量元素吗？

平日在诊室里，经常看到有家长问："医生，我的孩子需要补充微量元素吗？""我的孩子是否需要检测微量元素？"。关于微量元素的补充，许多家长都存在很多疑虑。那么微量元素对于孩子的生长发育影响到底有多大？是否每个孩子都需要补充微量元素？

（一）什么是微量元素？

微量元素是相对于主量元素而言的，主量元素包括3大类：蛋白质、脂肪、碳水化合物。除此之外其他在人体中存在量极少的元素，我们统称为微量元素。人体需要的微量元素多达30多种，但目前能检测到的主要为6种：钙、锌、铁、铜、铅、镁。

微量元素对于我们人体有很重要的作用，但由于它们在人体中的存在是微量的，所起的作用也只是辅助，人体的大部分功能还是由主量元素决定的。

（二）有没有必要检测微量元素？

由于微量元素在人体中的含量极少，很难准确检测到。目前国内存在的检测方法主要是以下两种：①直接采集血液检测。目前临床上多采用此种方法检测，但由于人体内微量元素的含量较低，在血液标本的采集过程中易受到各种污染，因此测定过程中难免存在误差。②通过头发检验。头发中微量元素含量较血清中稳定，且具有采样方便、易于保存和运输等优点，但由于取样过程中存在标本污染、个体差异大等因素，检测结果的准确性易受影响，也存在一定误差。目前国际上对于微量元素检测暂无统一、准确的标准，不同的医院可能采用不同的检测仪、不同的试剂，其参考值也有差异，所以可能造成结果也不同。

国家卫生和计划生育委员会在2013年发布的《关于规范儿童微量元素临床检测的通知》中已提出不宜将微量元素检测作为体检等普查项目，因此，微量元素的检测不是每个孩子都要做的，主要还是要结合孩子的临床表现来判断，进行有针对性的检测。

（三）如何判断孩子是否缺少微量元素？

下面介绍几种常见微量元素缺乏的相关表现，以及如何进行相应的饮食调理。

1.锌缺乏：厌食，生长发育慢

表现：食欲降低是婴幼儿缺锌的早期表现之一。缺锌的孩子味觉减退，对酸、甜、苦、咸分辨不清，容易导致孩子厌食、偏食及异食癖；生长发育迟缓，身材矮小，体重不增；抵抗力差，反复感冒或腹泻。

饮食调理：宜进食各类含锌丰富的食物，如：牡蛎等海产品；花生、核桃等坚果；瘦猪肉、鱼、猪肝、苹果等；熟地黄、枸杞子、杜仲等中药材。

2.铁缺乏：贫血，注意力下降

表现：容易造成缺铁性贫血，易疲劳，脸色、嘴唇、指甲苍白，手脚发凉，免疫力和抗感染能力降低；食欲下降；损害儿童智力发育，使婴幼儿易激动、淡漠，对周围事物缺乏兴趣，还可造成儿童、青少年注意力、学习能力、记忆力异常。

饮食调理：宜进食猪肝、牛肝等动物内脏，可与胡萝卜等蔬菜一起烹煮；苔菜、黑木耳、海带、紫菜、黑芝麻、鸡蛋、大豆类制品等。

3.钙缺乏：发育不良

表现：钙是儿童膳食中最容易缺乏的营养素之一。由于儿童生长迅速，需要量大，并且户外活动少，晒太阳少，而导致缺钙表现。最常见为出汗，尤其是入睡后头部出汗，出汗量与温度无明显关系，使儿童头颅不断摩擦枕头，久之颅后可见枕秃圈。还可见夜间突然啼哭、生长发育迟缓、牙齿发育不良、出牙晚、肋缘外翻等表现。

饮食调理：宜进食豆腐、豆浆等大豆类制品及奶类食品；虾、虾皮、泥鳅、海带、紫菜等海产品；萝卜、香菇、木耳等蔬菜。还可补充富含维生素D的食物，如猪肝、羊肝、牛肝等动物内脏，有助于钙的吸收。此外，还需注意适当加强日晒和户外运动。

4.铅过量：损伤神经系统

表现：铅对儿童脑部神经系统中的特定神经结构有直接的毒害作用，成人铅中毒后会出现忧郁、烦躁、性格改变等心理症状，而儿童则表现为多动、学习障碍、智力下降等。还可表现为肌肉损害，自觉运动能力较以前下降，生长发育迟缓，严重者可损伤视力、嗅觉、心脏功能等。

饮食调理：宜进食黑木耳、金针菇、猪血、绿豆等。

5.镁缺乏：肥胖，情绪不安，易激动

表现：缺乏镁会对人体胰岛素抵抗产生影响，导致糖代谢紊乱，从而出现糖尿病、肥胖等症状，最容易发生的为腹部肥胖。还可导致儿童情绪不安、容易激动、心跳过快等问题。

饮食调理：宜进食猪肉、小米、杂粮、玉米、花生等。

6.铜缺乏：发育不良

表现：铜是体内蛋白质和酶的重要组成部分，儿童骨骼生长、细胞代谢、大脑发育都需要铜的参与。缺铜的孩子易出现生长发育较同龄儿童迟缓、贫血、运动能力不足等表现。

饮食调理：宜进食豆类、草菇、花生、动物内脏、贝类、虾、蟹等。

（四）如何补充微量元素？

如果发现孩子缺乏某种微量元素，家长们肯定十分急切地想要补充，但是真的是缺什么就补什么吗？我们平时关注的钙、铁、锌等微量元素，几乎都是二价阳离子，它们在胃肠道的吸收转化途径是一样的，其中一种元素强了，相应的会影响其他微量元素在胃肠道的吸收。如果孩子缺什么补什么，比如若只给孩子补充锌，那么其他的元素吸收肯定要被削弱，一段时间后可能又会发现孩子缺钙、缺铁，其实并非是真正缺钙、缺铁，而是铁和钙的吸收被抑制了。

既然不能随便补充微量元素，那么如何正确给孩子补充微量元素呢？建议家长应首先从孩子的饮食做起。在孩子添加辅食前，提倡尽可能母乳喂养，母乳中不仅含有蛋白质、脂肪、碳水化合物等主量元素，还含有各类丰富的微量元素，几乎能提供宝宝所需的全部营养。从母体带来的铁储备可以满足婴儿出生后4~6个月的生长发育需求，因此，母乳喂养的孩子只需要再额外补充维生素D。

要注意按时添加辅食，孩子慢慢长大，胃肠蠕动增快，营养需求较以前大，孩子6个月就要开始添加辅食，以满足生长发育需要。在孩子添加辅食后，可首先选择强化铁的婴儿营养米粉，在此基础上逐渐添加菜泥、肉泥、蛋黄、面条等，待孩子具备咀嚼能力后，再添加块状食物。

只有在小儿出现明显的微量元素缺乏症状，且检验结果表明微量元素严重不足时，才在医生指导下进行微量元素的补充，不建议自行到药店购买微量元素制剂服用。

（李　丽）

◎ 宝宝越胖越好吗？

一直以来，大家都认为小儿肥胖是健康的象征，其实不然，过度的肥胖可导致多种疾病，严重影响小儿的生长发育和身体健康，如小儿的脂肪过剩，堆积在肝脏可引起脂肪肝，最终导致肝硬化；高脂血症可致脂质堆积于血管内，造成血管硬化，出现高血压、冠心病。血脂升高还可使小儿的脑回、脑沟变浅，影响智力发展；严重肥胖可导致气促、低氧血症及心力衰竭，甚至有些人因为肥胖而失去生命。

目前认为小儿时期的肥胖症可为成人肥胖病、高血压心脏病、糖尿病的先驱症，因此，应及早预防和治疗。

◎ "小胖墩"是如何形成的？

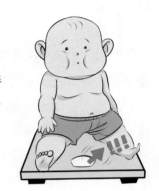

小儿肥胖症是指小儿皮下脂肪积聚过多，通常体重超过同龄同身高儿童正常体重的20%。小儿肥胖症分为单纯性肥胖症和继发性肥胖症，这里主要讨论较多见的单纯性肥胖症。

小儿肥胖症主要表现为：多有家族史和不良的饮食习惯；食欲极佳，体格和骨骼发育超过同龄正常儿童，皮下脂肪丰厚，分布均匀，以面颊、乳房、肩部、腹部显著，手背厚，手指尖而长，性发育可提前，智力发育正常。实验室检查和X线检查结果正常。

肥胖症的成因可归纳为3类。①不良的饮食习惯：自幼养成过食油腻、甜食等的习惯，不喜欢进食水果及蔬菜，长久则发生肥胖。此类患儿多具有家族遗传倾向。②因患某种疾病，长期限制活动及高营养饮食。③长期缺乏运动，脂肪堆积造成肥胖，而肥胖小儿因行动不便不喜欢运动，又加重了肥胖，形成恶性循环。

◎ "小胖墩"的瘦身攻略

小儿肥胖症的防治应首先从饮食入手，单纯性肥胖症可采取逐步减少饮食、增加运动量的办法以达到体重减轻的目的，调节饮食的原则在于既减少饮食又不影响小儿的生长发育。有肥胖症家族史者，应从小开始控制小儿的饮食，不吃"垃圾食物"，如含色素饮料、雪糕、巧克力等，主张小儿定餐定量饮食。饮食应遵循"低脂高蛋白"的原则，以米饭、面食为主食，适当加些豆类制品，可配合鱼类、蛋类、牛肉、蔬菜和瓜果等，避免进食肥腻、糖类及高盐含量的食物，而改食热量小、体积大的食物，如芹菜、萝卜等，

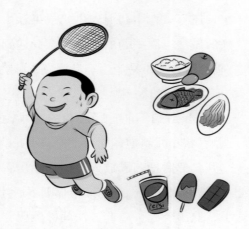

并可配合饮食疗法，如山楂瘦肉汤、薏米冬瓜瘦肉汤、海带绿豆脊骨汤、胡萝卜鲫鱼汤等。三餐之外，若小儿出现饥饿感，可给予进食水果充饥，其中以苹果最佳。此外，还可在餐后适当饮用淡茶水，以促进脂肪的分解，饮茶时应注意从小量开始逐渐增加，茶水不可太浓，避免引起心悸、失眠、兴奋等不良反应。

在控制饮食的同时应鼓励小儿多做运动，运动量应逐渐增加，并持之以恒。最适宜的运动是游泳、溜冰、跳绳、爬山等，不宜进行过于剧烈的运动，否则，易使小儿食欲增强，肥胖更明显。

对于肥胖症患儿，家长应予正确的引导，尽可能缓解患儿的自卑心理，解除思想顾虑，教育其正确认识本病的根源所在，配合医生的治疗。同时，帮助小儿改变怕羞、孤独的性格，使其具备良好的人际关系，多参加户外活动和集体活动。

◎ 给小儿喂药，家长的这些做法对吗？

说起给小儿喂药，那可是家长们最头痛的事情！由于中药的味道浓厚且量较大，不易为小儿接受，家长应耐心喂服，切忌捏着小儿的鼻子强行灌服，以免将药液吸入气管和肺内，引起吸入性肺炎，甚至窒息。此外，许

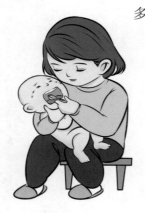

多家长还喜欢把中药混入牛奶或果汁中服用，这是不正确的做法。因中药的成分复杂，遇到酸性物质、蛋白质、脂肪等，易产生不良反应或影响药物的吸收，故应尽量避免这一做法。

当遇到不能自行服药的患儿，正确的喂药方法是：将小儿斜抱，用一手捏着小儿的两腮，使其口张开，然后把药匙放入口中，稍压舌头和下牙床，再慢慢倒入药液，待药液全部咽下后才放开捏着腮部的手，取出药匙，以此方法间歇喂服，直至喂完药汁。或者可用滴管吸药汁后，徐徐滴入患儿喉中。

一般小儿的中药宜温服，不可过冷过热。对年龄稍大的小儿，应该鼓励其自行饮服。较苦的中药可加少许蜜枣调味，或用少许果脯送服，并可少量多次服用。为防止小儿呕吐，喂药前不宜吃得太饱。

◎ 煎煮小儿中药汤剂时应该注意些什么？

小儿的中药煎煮与服用方法，与成人相比存在着一些差异，我们在煎煮小儿中药汤剂时应该注意哪些问题呢？

煎煮中药是中医的一种特色，中药煎煮方法是否正确直接影响中药的疗效，因此，正确掌握煎药方法是十分重要的。小儿中药量通常为成人的1/3～1/2，煎药时，先洗一洗中药，以除去药中泥沙，再放入砂锅内加水煎煮。通常，1周岁内加水量为2碗（200毫升/碗），煎至小半碗；周岁至7岁用3碗水煎至大半碗，7岁以上3碗水煎至1碗。解表清热药宜猛火急煎，滋补药宜慢火熬煎，煎药过程中应搅拌2～3次，使药物受热均匀，提高煎药的质量。滋补中药可复煎2次，清热解表药只煎1次即可。

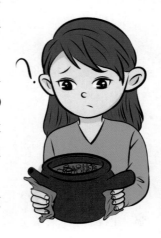

◎ 纸尿裤，你的使用方法正确吗?

（一）如何选择一种适合自家宝宝的纸尿裤?

纸尿裤作为贴身使用的卫生用品，需确保质量过关。纸尿裤并非完全是纸质的，其内层的海绵、纤维虽有一定的吸附作用，但长期使用会对婴儿的肌肤造成伤害。如果频繁使用或选用劣质纸尿裤，会影响孩子的正常生长发育，易患肛周炎、肛瘘等疾病。因此，选择纸尿裤时除了注重其外观和柔软度外，还应注意品质，尽量选择大厂家的产品，还要注意看包装上是否注明产品的执行标准、生产日期、有效期等。对没有生产企业的名称、地址、执行标准的产品不要选用。

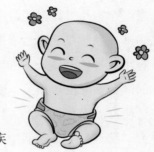

（二）纸尿裤，你的使用方法正确吗?

1~6个月的幼儿在夜间可考虑使用纸尿裤，白天如果有人照看，可用棉质尿布，其具有通气性好、吸湿性强的特点，但棉质尿布需要家长经常注意小儿的尿尿情况，及时予以更换。更换纸尿裤或尿布时建议家长要先用温湿毛巾擦拭小儿臀部，扑上爽身粉后再行穿上纸尿裤或尿布，以确保局部干爽。

7个月以上的小儿应逐渐训练其定时排尿、排便习惯，尽早戒掉尿布或尿裤，尤其是在夏季，更容易实施。临床中我们经常见到一些小儿2~3岁还穿纸尿裤，这是很不好的习惯，无论是棉质尿布或纸尿裤都不利于小儿屁股皮肤的干燥和透气。在环境温度增高时，尿布或纸尿裤包裹时间长，不能适当地透出湿气和热气，会使局部温度升高，或局部组织受到压迫，血液循环发生障碍。婴幼儿受到尿粪的刺激，使皮肤局部抵抗力下降，很容易产生热痱和尿布疹。此外，长期穿着纸尿裤或多或少会影响小儿的行走姿势。

◎ 如何应对纸尿裤或尿布引起的尿布疹?

尿布疹是新生儿及婴儿常见的疾病，主要原因是婴儿尿布更换不及时或者尿布未清洗干净，在长时间接触不洁尿布后新生儿及婴儿皮肤出现局部红肿，有时伴有红斑或丘疹，如果治疗不及时甚至还会出现糜烂渗液或表皮脱落引起局部皮肤感染，给小儿带来不适和痛苦，并且影响小儿身体健康。尿布疹的发生、发展与局部混合感染密切相关，细菌与霉菌共同作用是使皮肤病损加剧的主因。尿布疹中医称之为"臀红"，属热证、实证。由饮食失节，伤及脾胃，脾失健运，湿热内蕴，而婴儿皮肤娇嫩，腠理不固，易感风湿邪毒，内外合邪，充于腠理，浸淫肌肤而发病。

发生尿布疹时应给予以下调护。

（1）不用尿布或纸尿裤，尽量暴露臀部，或穿柔软的裤子，保持局部干爽。

（2）每次大小便后均用温湿毛巾轻轻抹拭臀部，再扑上爽身粉，保持卫生和干燥，以避免加重局部症状。

（3）皮损部位可用氧化锌软膏外搽。中医中药治疗小儿尿布疹具有良好的效果，根据小儿难以服用中药的特点，可采用中药外洗的方法，以加强局部的清热解毒、辛凉止痒作用，促进局部皮损的愈合。可在医师指导下选用如金银花、蒲公英、夏枯草、苦参等药外洗臀部。

（4）理疗可用红外线照射，将臀部暴露在红外线灯下，每天2次，每次数分钟。使用红外线治疗时，要注意保持距离在35厘米左右，照射过程中要有专人看护，避免烫伤。

（5）乳母的饮食可直接影响到小儿的整体状况，患尿布疹时乳母应保持清淡饮食，避免高蛋白饮食，少吃海鲜、鸭、鹅及辛辣之品，多吃水果、蔬菜等。

（徐　雯　高三德）

◎ 小儿鼻梁有青筋，是怎么回事？

经常有家长问到孩子鼻梁有青筋是怎么回事？此为"山根青"。山根，位于鼻根、两眼之间，是鼻子的起点，所谓山根青是指两眼之间鼻梁处的脉纹或青筋较明显，呈现青色，实际是两眼之间鼻根附近显现的细小静脉血管，一般小儿比较明显。广州有句谚语"青筋泛鼻梁，无事闹三场"，即是说出现此类表现的小儿容易发脾气（烦躁），且一般体质较差，且易受惊吓等，更易出现肺脾系统疾病，肺系如容易感冒、反复咳嗽、哮喘等，脾胃系统如小儿厌食（长期胃口差）、疳积（不爱吃饭或吃得多但较瘦）、腹痛、便秘、腹泻等。

中医常讲"有诸形于内，必形于外"，鼻根为胃经所起之处，故山根出现青筋与脾胃关系密切。而肺的疾患可能由于脾生痰湿，上壅于肺，故常兼肺之功能异常。大肠经、心经均在鼻根目内侧处有分布，所以山根处的色泽、纹路、形态变化可以从一定程度上反映心与大肠问题。通过观察鼻根青筋分布、走形、性状，可判断疾病与脏腑间的关系。山根青横行一般与脾胃疾病有关，而部位偏上在两眉间或筋纹斜上入眉间，一般与肺相关。青色对应肝脏，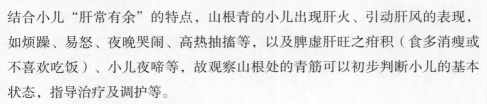
结合小儿"肝常有余"的特点，山根青的小儿出现肝火、引动肝风的表现，如烦躁、易怒、夜晚哭闹、高热抽搐等，以及脾虚肝旺之疳积（食多消瘦或不喜欢吃饭）、小儿夜啼等，故观察山根处的青筋可以初步判断小儿的基本状态，指导治疗及调护等。

（一）对山根青小儿应留意什么？

小儿出现山根青，首先应考虑是否感冒的先兆？在发热且有高热惊厥史的小儿则应注意抽搐的发生；而消化不良伴腹泻或便秘的小儿，就要注意有腹痛的可能。

（二）山根青小儿如何调护？

山根青主要主脾肺两虚，肝经有热，故调护以健脾、补肺、清肝为原则。

1. 饮食调理 遵循少食多餐，多食五谷粥、蔬菜、水果，食物种类尽量丰富，避免寒凉、生冷、甜腻、煎炸之食物。平时煮粥煲汤可加少量（3～5克）太子参、山药、莲子、白扁豆、陈皮（每次选取2～3种即可）等。

2. 推拿外治 推拿外治是很好的治病防病方法，家长可以在闲暇时或者睡前为小儿推拿，手法宜轻柔，小儿觉舒适为度。每次选一个主穴一个配穴，一周2～3次。

（1）脾胃虚弱 采用补脾经、运内八卦，还可配合摩中脘、摩腹、揉脾胃腧、揉足三里、捏脊等（具体方法见推拿篇）。

（2）肺气虚 补肺经（具体方法见推拿篇）。

（3）肝火旺（此法适合有热气表现的小儿，如便秘、厌食、夜啼、口臭、烦躁、舌尖红等） 清肝、清天河水（具体方法见推拿篇）。

3. 适当运动，锻炼身体 可以选择跳绳、踢毽子、跳舞、球类等，注意只需微微出汗，不要一次活动量过大致大汗淋漓，出汗后勤换衣服，避免汗出吹空调以防感冒。

4. 注意调节小儿情绪 山根青小儿，容易出现烦躁、易发脾气的表现，可伴有便秘、厌食、夜啼、口臭等有肝火表现，此时家长应注意因势利导，耐心教育，合理疏导。分散小儿注意力，可以带小朋友去户外呼吸新鲜空气、做亲子活动，缓解小儿紧张情绪等。

（张　月）

◎ **小儿"地图舌"是病吗？**

临床上常遇到一些久病之后或体质虚弱的小儿出现舌面上舌苔部分脱落，呈现花花斑斑的地图状，称为"地图舌"。地图舌是一种发生在舌黏膜浅层的慢性边缘剥脱性舌炎，它的病损表现在舌面的不同部位，并可变换大小和形状，具有游走性的特点。

（一）地图舌是如何形成的？

地图舌常见于3～5岁的孩子。地图舌出现后，一般无大的痛苦，但常伴有进食不好，面黄肌瘦，盗汗夜惊，便秘，易感冒等症状。地图舌的产生与消化不良、营养缺乏、舌炎和体质差等因素有关。

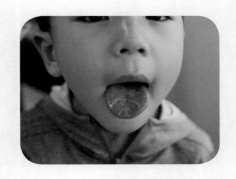

中医认为，舌苔由胃气所生，而五脏六腑皆禀气于胃，因此，舌苔的变化可反映脏腑的寒、热、虚、实，病邪的性质和病位的深浅。而舌苔的有无则反映胃气的盛衰，脾胃为后天之本，因此舌苔的有无也就反映了人体正气的情况。小儿舌苔上出现剥脱，往往是体质不佳的表现，说明小儿的脾胃之气虚弱，正气不足。有病的孩子，舌苔出现地图舌，表明脾胃阴虚或脾胃气虚。

（二）怎样避免小儿出现地图舌？

日常生活中应注意排除和避免可能诱发地图舌的刺激因素，如去除口腔内病灶，保持口腔卫生，同时调节情绪非常重要，要避免疲劳，缓解情绪紧张和调整睡眠。

地图舌的出现和孩子的营养状态有关，有时是因为维生素、微量元素缺乏所造成的。应做到合理饮食，注意多吃富含维生素的食物，必要时可配合服用复合维生素B，饮食上应多吃新鲜的蔬菜、水果以及富含蛋白质的食物，如鱼、肉、蛋、豆等。不宜吃煎炸、熏烤、油腻、辛辣的食物，如油饼、煎蛋、煎饼、辣椒、芥末、胡椒、干姜、羊肉、狗肉及其他肥肉。

（三）推荐汤方

❶ 胡萝卜马蹄猪腱汤

用　料　胡萝卜100克，马蹄30克，白茅根10克，猪腱肉120克。

制　法　胡萝卜洗净削皮，切块；马蹄去皮。猪腱肉飞水去肉腥，与胡萝
　　　　卜、马蹄、白茅根同置于砂锅中，加入适量清水，沸后转
　　　　慢火煮2小时，加少许盐后即可食用。

功　效　健脾清热。

适应证　适用于地图舌患儿。

❷ 莲子山药粥

用　料　薏苡仁10克，山药、扁豆、莲子各15克，大枣2个，粳米50克。

制　法　薏苡仁、山药、扁豆、莲子、大枣洗净，浸泡约20分钟。大枣去
　　　　核，粳米淘洗干净。以上用料同置于砂锅中，加入适量清水煮成
　　　　粥，加少许盐后可食用。

功　效　健脾益气，和胃。

适应证　适用于脾胃气虚之地图舌患儿。

❸ 石斛脊骨汤

用　料　铁皮石斛6克，猪脊骨125克，蜜枣1个。

制　法　铁皮石斛洗净浸泡约30分钟；猪脊骨飞水去肉腥，斩件。猪脊骨
　　　　与铁皮石斛、蜜枣同置于砂锅中，加入适量清水，
　　　　沸后转慢火煮2小时，加少许盐后即可食用。

功　效　养阴生津。

适应证　适用于脾胃阴虚之地图舌患儿。

（徐　雯）

◎ 孩子指甲异常怎么办？

孩子的指甲就像一个显像仪，虽然小，但里面却藏着很多秘密，通过观察指甲的外形、光泽、颜色的变化，我们可以推测出机体的健康状况。

有的孩子指甲表面凹凸不平，有的指甲上长了白点或白斑，有的指甲周围经常长"倒刺"，遇到这些情况，家长就会很着急，怎么办呢？是不是缺了什么营养元素？别急，接下来就会为大家解开指甲异常的小秘密。

（一）指甲表面凹凸不平

1. **指甲甲板出现小凹窝，像顶针一样，又叫顶针甲** 少许的指甲凹窝可见于正常的孩子，也可见于身体内钙质、蛋白质、硫元素缺乏时。密集的指甲凹窝也可以见于银屑病（也就是"牛皮癣"）、湿疹等皮肤病患儿。这里要注意的是孩子银屑病不是因传染所致，而多与遗传有关。

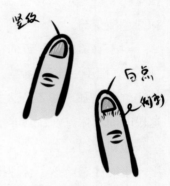

应对方法：

（1）体内钙质、蛋白质、硫元素等营养物质可以从蛋类、肉类、大蒜等食物中取得，建议患儿经常食用。

（2）银屑病和湿疹的主要表现是皮肤损害，而不仅仅是指甲的表现，需结合全身情况来看。

（3）如果孩子指甲有持续小凹窝，甲板质地变薄、变脆或增厚粗糙，失去光泽，这样的指甲征象很有可能是疾病的早期表现，最好到正规医院检查并接受治疗。

2. **甲板变得粗糙，高低不平** 孩子指甲变得粗糙多是由于维生素B类缺乏或者甲床内真菌感染引起。

造成维生素B缺乏常有以下原因。

（1）孩子长期以精制米等为主食，不吃粗粮，或切碎蔬菜浸泡蒸煮过久，导致维生素缺失。

（2）孩子因反复腹泻、呕吐等病引起维生素B吸收障碍所致。

（3）长期反复感染、发热、代谢旺盛，造成孩子对维生素B需要量增加，如不及时添加富含维生素B的食物，即可造成缺乏。

若是由真菌感染引起，除了指甲凹凸不平之外，还会有变黄、增厚等，即俗称的"灰指甲"。

应对方法：

对于维生素B类缺乏，家长可以给孩子多吃一些蔬菜和粗粮，尤其要改变孩子挑食的习惯，均衡营养。还可以在食谱中增加蛋黄、动物肝脏、绿豆和深绿色蔬菜等。

对于真菌感染导致的指甲凹凸不平，要及时至正规医院专科诊疗。

3. 指甲上出现竖纹　若孩子仅在甲面上出现隐约的1条竖纹，但指甲色泽仍红润，那家长不用太担心，这个不是什么疾病的预示，多半是说明孩子这段时间没休息好，营养不是太好。

应对方法：

平时注意给孩子合理搭配饮食。

孩子指甲很少出现竖纹，反倒是成人更容易出现。像指甲表面受过损伤、习惯性啃咬指甲，或是经常做美甲的人（总会将指甲磨薄、使用胶水或去甲水等），会更容易出现竖纹的状况。这种情况如果是短时出现并且很快消失，通常是由于用脑过度、太过操劳、睡眠不足所致，注意规律饮食，休息，营养均衡就可以改变。

（二）指甲上出现白点或絮状白斑

有些孩子甲面时不时出现些小白点或者絮状的白斑，主要是由以下原因造成的。

1. 生长速度快，指甲上也会出现小白点　小孩子的指甲生长速度很快，平均1周能长0.7mm，速度过快可能会出现生长不均匀的情况，指甲上就会出现小白点，这是小孩子经常会出现的情况，属于正常。

2. 多是由于受到挤压、碰撞，受到损伤导致的　小孩子的指甲非常软、薄，一点点不经意的挤压或碰撞，甚至是妈妈在修剪孩子指甲时都可能会造成孩子指甲受伤。如果发现孩子的指甲上出现了小白点，那很可能是之前指甲受伤所致。

3. 肠道蛔虫感染　如果肚子里有蛔虫，指甲上确实会出现小白点，但孩子往往还会出现肚子痛、消瘦等现象。随着卫生条件的提高，现在有蛔虫症的孩子是越来越少了。

4. 如果确定孩子的指甲没有受伤，又反反复复出现小白点，要考虑为其他疾病所致。

应对方法：

（1）受伤所致的白点随着指甲向上生长会被剪掉，妈妈们不用过于担心，一般不用处理。

（2）如确诊是由营养不良或者缺乏微量元素引起，则应在医生指导下进行相应的食疗或药物治疗。

（3）若伴有消瘦、夜间磨牙、多汗等症状，不排除肠道蛔虫的可能，需到专科就诊。

（4）孩子指甲若反复出现白点，建议先到正规医院检查后再对症治疗。

（三）指甲周围反复出现倒刺

指甲四周出现皮肤干燥，可见条刺状的突起，这种现象称为"逆剥"。指甲周围皮肤干燥，造成角质层和下面的皮肤分离，就会形成倒刺。孩子喜欢探索世界，在摸摸碰碰的情况下，摩擦增多，出现倒刺的概率更大。

另外，由于营养不均衡，缺乏维生素A、维生素B，或一些微量元素也可引起肌肤干燥，所以应该注意饮食均衡，多食用新鲜的蔬菜、水果。脱皮情况严重者可能是有免疫方面的疾病，例如皮肌炎。

应对方法：

（1）出现倒刺不要直接用手撕扯，以免造成伤口流血甚至因感染导致甲沟炎。可用指甲刀小心剪去。

（2）保持皮肤的湿润，防止干燥，可以给孩子的小手涂上无刺激、含油分的婴幼儿护肤霜。

（3）建议多吃新鲜水果、蔬菜，补充维生素。

（4）皮肤干燥明显，倒刺反复不愈，伴见脱皮等，建议至专科就诊，排除免疫方面的疾病。

（朱丽臻）

◎ 成长中的疼痛——生长痛

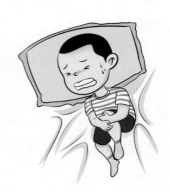

5岁的小明因反复夜间小腿疼痛由妈妈带来医院就诊，妈妈忧心忡忡，担心小明患了关节炎或其他的疾病。经医生进行一系列检查后，诊断为"生长痛"，小明妈妈总算放下了心中一块大石头。那么，什么是生长痛呢？它是如何形成的呢？又该怎么处置呢？

（一）什么是生长痛？

生长痛是儿童期特有的一种生理现象，1823年由法国的一名医生首先提出，其好发于 2 ~ 12岁的健康儿童，主要表现为反复发作间歇性的下肢疼痛，尤以膝关节周围和小腿前侧为重。其局部组织无红、肿、压痛，活动正常；疼痛多发生在半夜，持续几分钟至几小时不等，小儿常因疼痛而惊醒、哭闹，但次日清醒后不再疼痛；每当过度运动、疲劳时疼痛加重，又多见于生长发育期，故命名为"生长痛"。

生长痛是儿童时期导致骨骼肌肉系统疼痛的最常见原因，远远超过感染和肿瘤。

（二）生长痛如何形成？

生长痛的病因目前尚未明了，一般认为可能与生长有关，以下因素也有一定关系：小儿肢体过度使用、下肢力线不正、骨骼生长及精神因素。此外，小儿白天活动量大，长时间必然引起酸性代谢产物堆积，也会引起肌肉疲劳酸痛。

在历代中医文献中并无生长痛病名记载，但许多医家对本病有所论述，根据生长痛的表现，可归属"痹症"范畴。中医认为"肾主骨""肝藏血，主筋"，小儿五脏六腑成而未全，全而未壮，若肝肾不足，筋脉失养，不荣则痛，下肢可拘挛疼痛。小儿脾常不足，饮食稍有不节，易损及脾胃，致运化失司，水湿内蕴。小儿又为纯阳之体，阳常有余，湿邪留滞，从阳化热，经络闭塞不通，则下肢疼痛、沉重。

（三）生长痛应怎样调护？

（1）生长痛是儿童生长发育过程中发生的暂时性疼痛，随着生长发育逐渐成熟，可完全自愈，不遗留后遗症，故家长不必过于紧张和焦虑。

（2）对于生长痛的诊断，需首先由医生进行仔细检查，排除其他疾病后才可诊断，应避免病情遗漏或忽略、误诊重大疾病，影响儿童健康成长。

（3）轻症患儿可适当休息，减少剧烈运动，腿部疼痛多能减轻。也可睡前用中药浸泡脚和小腿，可在医师指导下选用如当归、牛膝、细辛、川木瓜、赤芍等药煎水泡用。

（4）预防生长痛的发生，宜多进食钙含量高的食物，多晒太阳。一旦发生生长痛，应及时补充钙剂、维生素D。

（5）饮食疗法　多摄取可以促进软骨组织生长的营养素，如牛奶、骨头、核桃、鸡蛋等。维生素C对胶原合成有利，可以让患儿多吃一些富含维生素C的蔬菜和水果，如青菜、韭菜、菠菜、柑橘、柚子等。

（四）推荐汤方

❶ **杞子蹄筋汤**

用　料　枸杞子10克，山药（干品）20克，猪蹄筋100克。

制　法　将猪蹄筋泡软、洗净、切段，与山药、枸杞子同置于砂锅内，加适量清水，煮沸后转慢火煮2小时，加少许盐后即可食用。

功　效　益肾养肝，通络温筋。

适应证　适用于属肝肾两虚之生长痛小儿。

② **田七鸡爪汤**

用　料　田七10克，鸡爪2对，蜜枣1粒。

制　法　鸡爪去甲洗净，飞水去肉腥，与田七、蜜枣同置于砂锅内，加适
　　　　量清水，煮沸后转慢火煮2小时，加少许盐后即可食用。

功　效　健脾益气，和胃。

适应证　适用于脾胃气虚之生长痛小儿。

③ **黑豆扇骨汤**

用　料　黑豆20克，猪扇骨150克，陈皮5克。

制　法　黑豆洗净后泡2～3小时，备用。猪扇骨斩件，飞水去肉腥，与黑
　　　　豆、陈皮同置于砂锅内，加适量清水，煮沸后转慢火煮3小时，
　　　　加少许盐后即可食用。

功　效　益肾健脾，行气利水。

适应证　适用于属脾肾两虚的生长痛小儿。

◎ 吃蚕豆也会得病，这类人群需谨慎

　　进食蚕豆或蚕豆制品之后引起的急性溶血性贫血，医学上称为蚕豆病。
葡萄糖–6–磷酸脱氢酶（G–6–PD）缺陷是发病的基本内因，但在G–6–PD缺
陷者中吃蚕豆后发病者仅占少数，发病与否和发病程度的轻重都与吃蚕豆量
无关，乳母吃蚕豆哺乳后婴儿亦可发病，因此蚕豆病的发病尚与其他原因有
关，但确切原因还未明了。本病在地理上的分布极广，以非洲、地中海沿
岸、东南亚和我国的发病率较高，我国又以四川、广东、广西、福建等省区
的发病率较高。广东某地群体普查发现有此缺陷者占8.5%～12.7%。该病患者
平时是健康的，只有在某些因素的作用下才发生急性溶血，甚至危及生命。
因此，认识蚕豆病，了解其诱发因素，显得很有必要。

　　蚕豆病可发生于任何年龄，但以9岁以下小儿多见，好发于每年蚕豆成熟
的季节。一般在进食蚕豆或其制品后的数小时至数天后发生急性溶血，食蚕

豆至发病的时间愈短，症状愈重。主要表现为贫血、黄疸、尿呈酱油样或浓茶色、畏寒、发热、恶心、呕吐、腹痛、腰痛等，病情严重者，可在短期内出现重度贫血、黄疸、酱油样尿、神志不清、急性肾功能衰竭等，若不及时救治，常于发病后1～3天死亡。

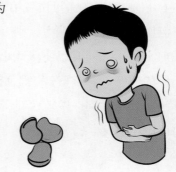

此外，凡具有氧化作用的药物，如止痛退热药、抗疟药、磺胺类、呋喃西林类等，均可诱发G-6-PD缺陷患儿发生急性溶血，新生儿期应用水溶性维生素K、樟脑丸（萘）等也可引起溶血。

蚕豆病患者应避免使用以下药物和食物：

（1）抗疟药　伯氨喹、帕马喹、米帕林、喹宁、氯喹等。

（2）磺胺类　磺胺、乙酰磺胺、复方新诺明（小儿百炎净）等。

（3）解热镇痛药　非那西丁、阿司匹林、复方氨基比林等。

（4）砜类药　氨苯砜、葡胺苯砜等。

（5）抗菌药　硝基呋喃类（如：呋喃西林、呋喃妥因、呋喃唑酮）、氯霉素等。

（6）杀虫药　β萘酚、锑波芬、硝基哒唑等。

（7）其他　蚕豆、臭丸、丙磺舒、硫基嘌呤、维生素K_3、维生素K_4、维生素C（大剂量才溶血）、雄黄、保婴丹、腊梅花、穿心莲、黄连、牛黄。

如新生儿为母乳喂养，乳母也应禁食上述食物和药品，因母亲食用这类食物或药品后哺乳，乳汁亦可使婴儿发病。

◎ 遭遇蚕豆病或药物引发的急性溶血应该怎么做？

对于蚕豆病或药物引发的急性溶血应及时就医，医生通常会做如下处理：去除诱因、补液、注意水和电解质平衡及肾功能，严重贫血小儿应及时输血，但应尽量避免使用亲属血，供血者宜先做G-6-PD筛选检查，若输入

G-6-PD缺陷者的血可诱发第二次溶血。本病属中医"黄疸"之范畴，治疗应以健脾、利湿、退黄为原则，可给予云苓、绵茵陈、淡竹叶各6克，灯心草2扎煎水饮用。同时，要保证小儿足够的睡眠时间，注意多饮水，保持小儿大小便的通畅。忌食辛辣、肥腻、不易消化之品。此外，应在小儿病历中加以标注，且每次到医院就医时，家长应向医生说明病史，以免医生忽略病史而错误用药引发本病。

（徐　雯）

◎ 远离小儿过敏

在日常生活中，我们经常遇到孩子出现各种过敏性疾病，表现形式多种多样，例如皮疹、风团、鼻塞、流涕、腹痛、腹泻等，此类疾病反复发作，困扰孩子及家长。

（一）小儿过敏有哪些表现？

小儿过敏表现多样，可表现为小儿面颊、鼻头及耳垂潮红，耳道湿润，黑眼圈，眼睑肿胀、下垂、鼻塞、打喷嚏、慢性咳嗽，哮喘，呼吸浅而快或不规则，唇干、皮疹或风团，臂、腿或关节处有湿疹，反复感染等。也有的表现为腹痛、腹泻、腹胀、便秘、脉搏紊乱、血压升高、关节肿胀等。

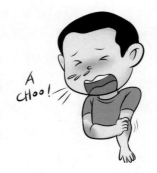

多次出现以上症状时，家长要警惕孩子是否发生了过敏反应，必要时可至医院进行相关检查，如过敏原筛查（吸入性、食物性）、IgE等。

（二）为何小儿易过敏？

《小儿药证直诀》曰："小儿易虚易实，脾虚不受寒温，服寒则生冷，服温则生热"。若小儿脾虚则生理功能和自我调控能力低下，易受外在环境因素影响，对偏寒或偏热物质更加敏感。许多孩子进食常见的食物如牛奶、鸡蛋、大豆、虾蟹、牛羊肉后，易引起过敏反应或诱发原有的过敏性疾病，

《食疗本草》认为这些易过敏的食物，都具有偏寒、偏热或动风的特点。

脾为肺之母，肺主卫表，土不能生金，则肺气亦虚，进而易感受外风等邪气，对外界的环境敏感。素体禀赋不足，脾虚失健是导致小儿过敏体质的关键病机。

（三）如何远离小儿过敏？

首先，避免接触过敏原。诱发过敏的物质种类繁多，从环境中的花粉、动物皮毛、尘螨到食物中的花生、牛奶、海鲜等。小儿的过敏表现常在小儿接触过敏原半小时至数小时后出现，家长应细心观察或到医院检测能发现导致小儿过敏的过敏原，日常尽量避免接触即可。在鲜花盛开的季节，家长应尽量减少小儿外出的次数，或出外时佩戴口罩。在家里不种花，不养猫、狗、鸟等宠物。日常生活中不盖丝绵被、羽毛被，少穿羽绒衣，减少绒毛刺激口鼻及呼吸道而诱发过敏。

其次，强健脾胃。脾若健旺，气血生化充足，正气不虚，抵抗力就强，外界的致病因子便难以侵袭机体。脾虚首先当补脾，脾旺不受邪，同时不能忽略脾的生理功能及脾与其他脏腑的关系，补脾同时也应根据具体情况注意祛湿、消食、清热、滋阴等，如此，健脾之功才能事半功倍。

最后，在日常生活中，忌肥甘厚腻、生冷辛辣的食物；根据天气情况，及时为小儿添减衣物。

（四）推荐汤方

① 山药茯苓排骨汤

用　料　山药（鲜品）120克，茯苓30克，生姜3克，排骨120克。

制　法　山药洗净，削皮，切块；茯苓洗净；生姜切片；排骨飞水去肉腥。上述材料一同置于砂锅中，加入适量清水，沸后转慢火煮2小时，加少许盐后即可食用。

功　效　健脾益气。

适应证　适用于脾气虚、易过敏之小儿。

❷ 莲子小米粥

用　料　莲子、芡实、白扁豆、山药（干品）各15克，小米50克。

制　法　莲子、芡实、白扁豆、山药洗净，浸泡约20分钟。小米淘洗干
　　　　净，与莲子、芡实、白扁豆、山药同置于砂锅中，加入适量清水
　　　　煮成粥，加少许糖或盐后食用。

功　效　健脾祛湿和胃。

适应证　适用于脾虚夹湿之过敏小儿。

（李　程）

◎ 青春期痤疮，你该如何面对？

青春期寻常痤疮俗称"青春痘"，是青少年常见的一种毛囊皮脂腺慢
性炎症性皮肤病，易反复发作，严重影响颜面美观，对青少年的心理健康和
生活质量造成较大影响。有研究显示青春期痤疮患者具有较高的抑郁症发生
率，说明痤疮对患者的心理具有明显的负面影响，痤疮对患者的心理健康损
害应该得到广泛关注。那么，应该如何正确面对、合理调护青春期痤疮呢？

（一）青春期痤疮是如何形成的？

寻常型痤疮多由于皮脂腺分泌亢盛，引起皮脂腺毛囊口狭窄甚至堵塞，
加之细菌入侵而形成炎性丘疹。主要发生于颜面、背部。随着人们生活水平
的提高，生活方式的改变，小儿的发育期有所提前，年长儿的寻常型痤疮在
临床上日趋多见。

（1）生理因素　青春期性激素相对增高，
使体内的激素处于不平衡状态。这种不平衡状态
是造成痤疮的主要原因。

（2）营养饮食因素　营养过剩，饮食结构
不合理，食用过多的高能量食物和补品，如食
糖、高糖饮料、动物脂肪及人参、鹿茸等补品，

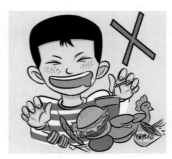

将会引发或加重痤疮的发生。

（3）情绪因素　心理因素也是导致内分泌失调的原因。青春期的学生需要面对紧张的学业，并承受来自各个方面的压力，这种紧张状态和情绪改变反射到神经系统，会造成激素分泌的紊乱。

（4）环境因素　严重的环境污染，使空气中的一些化学物质通过各种渠道进入人体后，导致内分泌失调。

（5）皮肤保养不当　对皮肤清洁认识不当，有些痤疮患者怕洗脸，怕油脂越洗越多，皮肤清洁不及时会造成毛孔的堵塞加重，不利于痤疮的治疗。另外，化妆品使用不正确将引起痤疮样皮疹。

（二）青春期痤疮该如何面对和处理？

青春期痤疮对青少年心理上造成很大的影响。一方面，精神紧张、情绪低落会加重痤疮；另一方面，痤疮患者会因为他们的皮损而产生社会心理问题，最常见是自尊心、自信心受损，尴尬、抑郁、紧张、社交障碍等。因此，应该正确面对、妥善处理及合理调护，才能使青春期痤疮尽快痊愈，避免留下瘢痕影响心理健康。

（1）保持开朗的心情和愉快的情绪，避免不必要的焦虑和紧张。因为精神过于压抑、紧张会导致内分泌失调和皮脂腺代谢异常，从而加重病情。其实，对大多数人而言，寻常型痤疮只不过是青春期中的一个小插曲，只要度过青春期就会减少并消失的，大可不必为此苦恼和紧张。

（2）生活要有规律，保证充足的睡眠，不要熬夜，晚上尽量12点前入睡。因为休息不好会使心情烦躁、皮肤粗糙、痤疮增多，加重病情。

（3）注意保持皮肤清洁。要经常用温水洗脸，及时清除皮肤上的油脂和污垢，防止毛孔堵塞及细菌感染。洗脸时不能用碱性大的肥皂及温度过高的热水，更不能用油性和刺激性强的化妆品，以免皮脂排出受阻。不要随便光顾美容院，不恰当的处理和刺激会加重病情。还要注意不要自行随意涂抹护肤品或药膏，尤其不能用氟轻松、肤乐乳膏、恩肤霜等含激素的外用药膏，否则会引起类固醇激素性痤疮。

（4）注意饮食调理，少吃富含脂肪和糖分的食品，如肥肉、奶油蛋糕、冰激淋、巧克力等；还要少吃姜、蒜、辣椒等辛辣食物；少饮浓茶、咖啡等刺激性饮料；不要吸烟和饮酒；多饮水，多吃富含维生素、纤维素的新鲜蔬菜和水果，以使肠胃保持良好的功能，并保持大便通畅。中医认为"有诸内，必形诸外"，皮肤为肺所主，而大肠又与肺相表里，大便不通则移热于肺，发于肌肤，导致痤疮发生。

（5）患痤疮后不要用手挤压或搔抓痤疮，以免造成皮肤破损，引起细菌感染化脓，使得痤疮愈后会留下瘢痕或色素沉着。

（三）中医能缓解或治愈痤疮吗？

痤疮，中医称之为"肺风粉刺"，传统认为多因肺热血热或热毒壅盛而引起，多用清热解毒、凉血之中药治疗。但小儿的体质与成人有异，年长儿处于青春期或青春前期，"阳常有余，阴常不足"是其生理特点，肝肾阴虚、虚火上炎是本病的病理基础，故笔者在临床中多采用"滋阴泻火"，佐以"解毒祛瘀"的扶正祛邪方法以达到标本兼治之功效。方以杞菊地黄汤加减，通过调理机体阴阳平衡，达到痤疮皮疹消退快又不复发的效果。

适当配合饮食治疗有助于改善痤疮的症状，下面介绍几则汤方。

（1）杞子菊花茶　枸杞子10克，玫瑰花10克，菊花15克，冰糖适量。一同放入锅中，加入适量水，煮沸后可饮用。具有清热养阴疏肝之功效，适用于青春期痤疮伴见烦躁易怒、心情不畅者。

（2）土茯苓猪腱汤　土茯苓100克，猪腱肉150克，陈皮5克。猪腱肉切块，飞水去肉腥后，土茯苓、陈皮一同放入砂锅内，加适量清水，煲一个半小时，以盐调味，即可食用。具有清热利湿之功效。

（3）沙参玉竹猪腱汤　沙参、玉竹各10克，猪腱肉150克。猪腱肉切块，飞水去肉腥后，与沙参、玉竹一同置于砂锅内，加适量清水，煮沸后改用慢火，煲约2小时，加少许盐调味，即可食用。具有滋阴润燥之功效。

（4）胡萝卜马蹄脊骨汤　红萝卜100克，马蹄50克，猪脊骨150克。胡萝卜、马蹄削皮，胡萝卜切段，猪脊骨飞水去肉腥后，一同放入砂锅内，加适量清水，煲约2小时，以盐调味，即可食用。具有清热利湿之功效。

（徐　雯）

◎ 用好这"七招"，跟反复感冒说拜拜

　　有些孩子一遇气候变化，不是感冒发热，就是咳嗽气喘，且虽经治疗后有所好转，但停药几天后又复发。如此反复发病，不仅造成孩子体质的下降，同时也给父母带来无尽的烦恼，许多父母奔波于各大医院，希望能改善孩子的机体状态，减少感冒、咳嗽的反复出现。

　　什么是造成孩子反复感冒的原因呢？最主要是孩子的抵抗力下降，不能抵抗病邪的侵袭，且患病后失于调理，机体抗病能力尚未恢复即复感外邪，如此反复，造成经常感冒，身体素质进一步下降。

　　小儿具有五脏六腑成而未全，全而未壮，且"脾常不足""肺脏娇弱"等生理特点，因此，防治小儿反复感冒要从预防着手，用好下面"七招"，减少发病。

　　（1）改善环境　敞开门窗，保持空气清新。多到户外活动，晒晒太阳，最好是上午10时前晒太阳，持续1小时左右。经常感冒的小儿家中应尽量避免饲养鸟、猫、狗等宠物，不穿羽绒衣、不盖羽绒被。

　　（2）适调寒热　根据气候的变化，及时为小儿添减衣服，应注意不要让孩子穿得太多，捂得太严，并应适当让孩子经受冷、暖不同气候的刺激，增强其适应气候变化的能力。

　　（3）强其体魄　中医有"正气内存，邪不可干，邪之所凑，其气必虚"的

观点，因此，家长应注意孩子的身体素质锻炼，要多活动，通过游戏、跑步、跳绳、踢皮球、游泳、溜冰等活动，加强锻炼，强壮体质，减少感冒的发生。

（4）饮食有节　饮食应均衡，食品不应过于精细，尽量多食粗粮。不可过饥过饱，肥腻、甜品、生冷之品可助湿生痰，不宜过多进食蔬菜、瓜果、鱼类、牛奶等易消化的食品。

（5）起居有时　家长应注意保证孩子有足够的睡眠时间，一般主张每天的睡眠时间为11～12小时，并尽量做到定时睡觉、定时起床，形成良好的作息习惯。另外，建议早晨起床后饮用淡盐水或用淡盐水漱口，以保持口腔清洁，减少感染的机会。

（6）小儿反复感冒与小儿脾常不足、肺脏娇弱的生理特点密切相关，平素可多进食健脾补肺之品，如：芡实或莲子煲瘦肉汤、百合煲瘦肉汤、山药煲白鲫鱼汤、太子参煲猪蹄肉汤。同时，也可配合中医的小儿推拿和按摩方法以防治反复感冒，如：在小儿鼻翼旁至两侧嘴角处，以成人指腹来回按摩，每侧20～30次，每天2～3回；或用手掌在小儿后枕发脚上方按摩双侧风府穴（定位可见推拿篇），每次3～5分钟。

（7）家长切不可因孩子体质差而盲目进补，更不应服用参类、鹿茸类、虫草类等补品，正确的办法是寻求医生的帮助，通过合理、科学的调理办法以达到增强体质的目的。

（高三德）

◎ 孩子发烧不容忽视，高热惊厥莫要慌

高热惊厥是指排除其他原因的，单纯由于高热引起的抽搐。突发高热的任何颅外感染在年幼儿均有可能引起惊厥，是引起小儿惊厥最常见的原因。其发病机制至今未完全明了，主要由于年幼儿的大脑发育不完善，较弱的刺激也可引起强烈的兴奋与扩散，导致神经细胞突然异常放电而发生惊厥。

中医称"小儿高热惊厥"为"急惊风"。中医认为，小儿为"纯阳之

体，患受诸邪，生热甚速，热极生风"。多由外感时邪，内蕴痰热，引动肝风而引起。

（一）高热惊厥的典型症状，家长须牢记

（1）多见于6个月至3岁小儿，6岁后罕见。

（2）患儿一般体质较好。多有家族史。

（3）惊厥多发生于病初体温骤升时，最常见于上呼吸道感染。

（4）惊厥呈全身性、次数少、时间短、神志恢复快，神经征阴性，预后良好，大多数患儿在以后发热时易惊厥，到学龄期才消失。

（5）热退后1周作脑电图检查结果提示正常。

（二）孩子出现高热惊厥，该如何紧急应对？

孩子出现惊厥了，又来不及去医院，该怎么办？这时候家长千万不要着急过头，在这个过程中，需要注意对孩子的保护。

（1）保持安静，禁止一切不必要的刺激。

（2）防止咬伤舌头 用纱布包裹压舌板或筷子放在上下磨牙之间。千万不要把自己的手指放进去，以免咬伤。

（3）保持呼吸道通畅，及时吸出咽喉部分泌物，头偏向一侧，防止呕吐物、分泌物吸入而窒息。

（4）按压人中、合谷穴。

（5）紧急送往医院治疗。

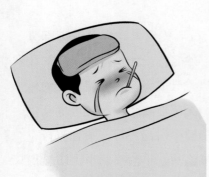

（三）如何才能预防孩子发生高热惊厥呢？

凡有高热惊厥史患儿，家中应常备退热药和镇静药，出现中度发热时，应及时服用，以免发生惊厥。一旦出现抽搐，应尽快就医，因长时间抽搐可引起脑细胞损害。

（四）食疗

适用于恢复期，有增强体质，加速康复，减少发作的功效。

（1）竹心冰糖水　清心火，利小便。

（2）番茄汁　清热养肝阴。

（3）蝎子瘦肉汤　定惊平肝。蝎子量不宜过大。

（4）桑椹子粥　补肝、滋肾、益血，用于急惊风恢复期或惊风后遗症的调治。

（徐　雯）

◎ 又到手足口病高发期！谈谈家长们最关心的问题

（一）什么是小儿手足口病？

在夏秋两季流行的许多疾病中，有一种不易为人们所注意，却可在短期内传染的疾病——手足口病，即俗称"口蹄疫"。手足口病是一种感染肠道病毒而引起的出疹性传染性疾病，多见于4岁以下小儿，主要表现为口腔溃疡、疼痛、口臭、流涎、拒食、厌食、烦躁不安、低热或中等度发热、咽充血、扁桃

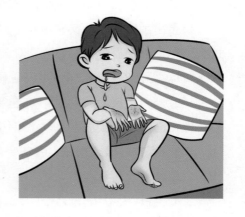

体肿大，手足心可见皮疹，先为红色斑丘疹，很快即转为水疱疹，皮疹可在1周内消退，不遗留色素沉着、脱屑或瘢痕。

该病1957年最先发现于新西兰、加拿大，后流传到大洋洲及亚洲部分地区，1959年ALSOP最先提出使用"手足口病"的名称。20世纪80年代初该病传入我国。近年来手足口病的发生有上升趋势，已成为一种儿童常见的传染病。由于部分患儿可并发心肌炎、脑膜脑炎、无菌性脑膜炎等，可危及生命，且该病具有较强的传染性，易在幼儿园和学校中引起流行，一旦流行，不但患儿痛苦，且耽误家长工作，故早发现、早诊断、早治疗、早预防显得非常重要。

（二）手足口病有疫苗可供预防吗？

6月龄以上的易感儿童，建议接种手足口病EV71疫苗。越早接种越好。鼓励在12月龄前完成接种程序，以便尽早发挥保护作用。对于5岁以上儿童，不推荐接种EV71疫苗。手足口病由20多种肠道病毒引起，EV71疫苗只对EV71感染引起的手足口病具有保护作用。接种疫苗后不能避免再次患手足口病的可能性。

（三）如何配合医生的治疗？

根据手足口病发病的季节性、传染性及传变规律等特点，可归属中医"湿温"的范畴，运用中医中药治疗本病常可获满意的疗效。小儿患病时家长应注意以下几点以配合医生的治疗：①由于患儿口腔溃烂、疼痛，故饮食尽量清淡，以流质食物最宜，避免进食酸辣、燥热、肥腻、难消化之品。②注意个人卫生，保持口腔清洁，溃疡局部可用淡盐水抹拭，局部喷上喉风散或西瓜霜等。若口腔黏膜溃疡明显，可用蒙脱石散撒于创面，以促进局部黏膜的修复。③手足心疱疹不可用未经消毒的针挑破，应由其自行消退，以免继发感染。④可适当配合饮食疗法，如胡萝卜、马蹄、竹蔗煲瘦肉汤或竹叶卷心加冰糖煎水代茶等。⑤一旦患儿出现胸闷、气促、疲惫、喜叹息等症状，应警惕并发心肌炎的存在，须即往医院诊治。⑥若患儿突然呕吐、颈项强直，甚至四肢抽搐，为并发中枢神经系统感染的征象，应及时治疗，以免延误病情。

◎ 冬春季节，提防孩子出水痘

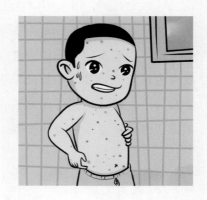

水痘，以其形态如豆，色泽明净如水泡，故名。在冬春两季中，如小儿发热，身上出现一粒粒小疱疹，抓破后有水流出，且邻近有小儿出现同样病征者，应注意水痘的可能。水痘的发病年龄跨度较大，小可见于1岁小儿，大可至13～14岁少年。

（一）水痘由何引起？

水痘由感染水痘—带状疱疹病毒而引起，好发于冬春两季，有较强的传染性，易在集居小儿中引起流行，患病后可获免疫力，很少有第二次患病。患儿多有水痘或带状疱疹患者接触史，潜伏期为11～14天，皮疹大多分布在躯干和头面部，也可出现在口腔黏膜、眼结膜，具有三代同堂的特征（即在同一皮肤区域内可同时出现丘疹、疱疹、痂疹三种类型皮疹），伴有发热、咳嗽、流涕等上呼吸道症状。

（二）小儿水痘痘疹消退后会留瘢痕吗？能洗澡吗？

水痘患儿只要正确处理，1周左右即可痊愈，痘疹消退后不留瘢痕。患儿应多休息，多饮水，可以用马蹄、甘蔗煎水代茶或饮用绿豆汤等；饮食宜清淡，多吃蔬菜、豆类及豆制品等富含营养又易消化的食物。忌食辛辣燥热之品，如烧鹅、鸡、鸭、煎炸食品；切忌抓破皮疹，以免继发感染。皮疹瘙痒时可外搽炉甘石洗剂或外涂莫匹罗星软膏，切忌使用含激素类软膏，如皮康霜、皮炎平霜等。此外还应保持患儿皮肤清洁，可洗澡，尤其是发热出汗多的患儿可以温水洗澡多次，或用金银花、野菊花、夏枯草、苦参、地肤子等煎水外洗，以促进皮疹的康复，但不宜以芫荽煎水外洗，以免水痘过度透发，此有异于麻疹"麻不厌透"的治疗方法。

中医中药对本病的治疗可起到减轻症状，缩短病程，促进皮疹痊愈的作用。中医认为水痘是外感时行邪毒，由口鼻而入，蕴郁肺脾而致，治以疏风清热解毒为原则，可采用中草药内外合治。

（三）小儿水痘有传染性吗？需要隔离吗？

由于水痘有较强的传染性，故对患儿应隔离至疱疹全部结痂。接种水痘减毒疫苗可有效预防本病的发生或减轻发病的严重程度。托儿所、幼儿园、学校等小儿聚集的集体单位若发现病例，应及时进行隔离，并打开门窗通风消毒，将日常用品曝晒、煮沸，煎煮夏枯草、金银花水服用以预防。

◎ 关于"流脑"，这些知识你应知道

（一）什么是儿童"流脑"？

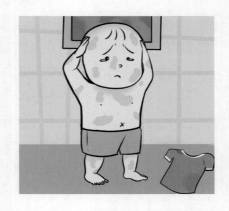

"流脑"全称为流行性脑脊髓膜炎，是一种由脑膜炎双球菌引起的急性呼吸道传染病。本病多见于14岁以下儿童，发病季节从每年冬末开始流行，2~4月份达高峰。"流脑"较为凶险，尤其是暴发型流脑，约80%患儿死于病后24小时，其中有一半死于12小时内，若病情严重，或治疗不及时，或治疗不彻底，可有并发症及后遗症，如耳聋、失明、智力和精神异常等。因此，家长应充分了解本病的特点，在寒冷冬季里加强儿童的防护，警惕"流脑"的发生。

"流脑"起病急，发热、伴上呼吸道感染症状，不久即出现头痛、烦躁、皮疹，初起为红色斑丘疹，此后迅速转变为瘀点或瘀斑，分布于躯干和四肢，可出现喷射状呕吐，前囟饱满或膨隆。血常规检查见白细胞显著升高，以中性粒细胞为主。脑脊液检查可见压力升高，外观混浊如米汤样，白细胞、蛋白质增高，糖下降。血培养及脑脊液涂片和培养可有病原菌。瘀点涂片可发现革兰阴性双球菌。

（二）对于"流脑"患儿，家长应配合医生做好哪些调护？

（1）应密切观察患儿神志、面色、呼吸、脉搏、瞳孔的变化及患儿身体的瘀斑有无增多等，以便随时发现病情的变化，及时处理。

（2）对高热患儿应给予退热药及冰敷、酒精拭浴等处理。持续高热不退，可采用冰帽、冰毡等降温手段，尽可能避免高热的出现，防止脑细胞的损害及因高热而诱发的抽搐。

（3）有反复抽搐的患儿应及时控制，抽搐时应置患儿于平卧位，头侧向一侧，并用纱布包裹筷子放在患儿上下磨牙间，防止咬伤舌头。患儿抽搐时，不可强行牵拉其肢体，以免扭伤筋骨。

（4）昏迷患儿应采取侧卧位，注意吸痰，保持呼吸道通畅，防止突然发生窒息。还应留置胃管，以防误吸引致吸入性肺炎，甚至窒息。

（5）任何继发感染都可加重本病，危及生命。对昏迷或大片瘀斑的患儿尤其应注意皮肤的防护，避免皮肤感染和坏死。同时也应保持口腔的清洁，定时用棉签蘸盐水清洗口腔黏膜，防止黏膜破损而继发感染。

（6）居室应保持空气通畅、安静，避免一切不必要的刺激，让患儿得到充分的休息。多饮水，补充多种维生素，饮食应清淡，并富于营养、易消化。可选择进食皮蛋瘦肉粥、鱼腩胡萝卜、水蛇陈皮粥、蚝干瘦肉粥等。

（7）根据中医"卫气营血"辨证施治，对抽搐、昏迷患儿可在医生指导下服用紫雪丹、安宫牛黄丸等，并可用淡竹叶煎水代茶以清泻心火。

（三）在"流脑"流行的季节，如何做好自我防护？

（1）注意个人卫生和公共场所的卫生，保持小儿居室外的通风和透气，被褥勤换勤洗。尽量避免到人多嘈杂、空气较差的公共场所，以杜绝传染病在人群中的传播。

（2）在流行季节和流行地区，可为小儿进行预防接种，并可用中药金银花、板蓝根、菊花等煎水饮用作为预防。避免与患者接触，以免传染。

（3）凡有不明原因发热，伴头痛、喷射状呕吐，即应警惕本病的存在，立即就医。本病属急危重症，需争分夺秒地进行抢救，以降低死亡率。

◎ 秋冬杀手——婴幼儿秋季腹泻

2岁多的小涛连续几天泻蛋花样大便，每天多达8～10次，疲乏无力，眼眶凹陷，进食即吐，弄得父母束手无策，担心得夜不能寐，往医院就诊医生诊断为"秋季腹泻"。秋季腹泻，顾名思义即是秋季发生的腹泻病，是一种季节性强、感染率高的时令性疾病，主要由轮状病毒引起。轮状病毒侵入小肠黏膜上皮细胞，使肠绒毛破坏引起水、电解质吸收减少，而导致大便次数增加、大便性状改变为主要特征的腹泻，故又称为"轮状病毒肠炎"。本病属中医"泄泻"的范畴。

轮状病毒肠炎呈世界性分布，全年均有发病，温带地区以秋冬季为流行高峰，赤道地区季节性不明显。轮状病毒感染后，轻微病例仅需家庭处理，中度病例需到门诊就诊，严重病例需住院治疗。

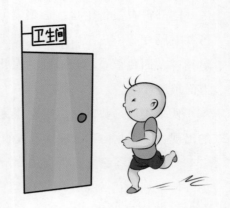

广州地区发病高峰期为每年12月到次年1月，发病年龄4个月至2岁的占90%以上，以6个月至1岁的最多。人群测定轮状病毒抗体，新生儿期高，6个月以后降至最低，2岁后抗体又升高，说明年龄与抗体高低有关，年龄较大患儿发病率下降。

那么，秋季腹泻是怎么传播的呢？主要途径有：①粪—口—粪传播。这是常见的途径。患儿与健康带毒者是主要传染源。②接触传播。日常生活接触、医院内和托儿所内感染为接触感染。③呼吸道传播。有报道在轮状病毒肠炎患儿中，42%的病例在发病初期伴有上呼吸道感染症状。有人研究轮状病毒在空气中的存活情况，在相对湿度50%、温度0℃时轮状病毒可存活40小时以上，提示不能排除轮状病毒通过空气传播的可能性。已有报道从4名住院肺炎患者的呼吸道分泌物中分离出轮状病毒，因此，呼吸道传播途径不可忽视。

秋季腹泻主要特点为：

（1）本病多发生于2岁以下婴幼儿，以秋季最多。

（2）大便次数比正常时突然增多，每天3～10次，呈蛋花样便。可伴呕吐、恶心、腹痛、腹胀、食欲减退甚至严重者拒食等症状。

（3）病情严重者可伴有发热，体温38～40℃，少数高达41℃以上。患儿烦躁不安，精神萎靡。

（4）因严重呕吐和腹泻，使机体丢失大量体液，再加上摄入不足，可引起体重减轻，口渴不安，皮肤苍白、干燥、弹力减低，前囟及眼窝凹陷，眼泪、尿量减少等一系列脱水症状。

国外曾有报告轮状病毒感染可并发中耳炎、肺炎和气管炎，少数患儿还可并发肠套叠、皮疹、高热惊厥、脑炎、脑膜炎等，甚至可引起患儿猝死。对精神及面色差、心音低钝的患儿应早做心电图以发现并发心肌炎。国内这方面报道较少。

秋季腹泻来势凶猛，变化迅速，家长应掌握相关的知识以应对秋季腹泻的出现，使患儿得到合理、有效的治疗和调护。

（一）腹泻患儿是否要禁食？

传统观念认为急性腹泻应禁食8～12小时，甚至24小时，让"胃肠道休息"，但这种做法是错误的。许多研究表明，即使在急性腹泻时，患儿胃肠道的消化吸收功能也并未完全消失，对营养物质的吸收仍可达到正常的60%～90%。较长时间饥饿，不利于患儿营养的维持，尤其原有营养不良者其营养状况更加下降，导致"腹泻—营养不良—易致腹泻"的恶性循环。目前儿科专家主张对急性腹泻应继续母乳喂养或喂食。因为，禁食弊多于利，会导致营养损失；禁食患儿因饥饿常哭闹不止，易发生低血糖，体重明显减轻；过度饥饿引起肠蠕动增强同样可以引起腹泻；继续喂食的患儿食欲恢复快，腹泻和呕吐次数并未因此而增加，且体力恢复早，抗病力较强，有利于疾病的康复。

（二）如何防治脱水？

专家们指出，腹泻的致死原因是脱水而非腹泻本身。一旦发生腹泻，除给予正常饮食和液体外，还必须给患儿补充额外的液体（口服补液和静脉补液），而母乳是腹泻患儿最好的食物来源。母乳喂养儿可自由吃奶（乳母应较平时多喂几次奶）；人工喂养儿可先喂稀释牛奶（牛奶1份加水2份）喂养2～3天，亦可喂稀米汤，以后逐渐增至全奶；半岁以上的小儿可选用米汤、稀饭或烂面条等，还可给些新鲜水果汁或水果以补充钾，并加些熟植物油、蔬菜、肉沫或鱼沫等，注意应由少到多，逐渐过渡到已经习惯的平常饮食。

过多应用静脉输液成为当今的一个弊端，许多家长认为输液效果好，这是一种误解。自WHO在世界各国推广使用口服补液盐（ORS）后，每年挽救了100多万脱水患儿的生命，其效果是确切的。据统计，小儿腹泻病引起的脱水90%以上属于轻度和中度脱水，仅10%属于重度脱水。静脉输液只适用于中、重度脱水。滥用输液不仅会增加患儿痛苦和家长的经济负担，有时会发生输液反应引起病情恶化。对秋季腹泻并发轻中度脱水患儿，治疗首选高效又价廉的ORS进行口服补液疗法。按每千克体重20~40毫升，4小时内服完，以后随时口服，能喝多少给多少。患儿每腹泻一次，服ORS 50~100毫升，起到防治脱水的作用。在未备ORS的情况下，也可以自行配制（4茶匙糖和1茶匙盐加1升水）。配制时一定要按照推荐的比例。如果糖过多，则腹泻可能加重；盐太多，则对小孩非常有害。

由于腹泻能使患儿体重减轻，迅速发生营养不良，因此，家长要记住，腹泻康复之后的孩子，在接下来的2周之内必须每天额外加餐一次，并建议服用中药进行善后调理。

（三）腹泻伴发烧怎么办？

秋季腹泻患儿，常伴有发高烧、流涕、轻咳等感冒症状，往往表现为哭闹或烦躁不安，面色红，皮肤潮红、弹性较差，口唇黏膜干燥，尿量减少，小儿精神状况良好，医学上称为"脱水热"，是因患儿体内水分不足，血液浓缩和高钠血症引起的。本病是由于小儿水分摄入少，外界环境温度较高（30~36℃），加上出汗多、腹泻等水分丢失，保暖过度所致。

对于腹泻并发脱水热者，首先要脱去小儿身上过多的衣服，以利于降温。如果母乳不足，需要加奶粉喂养，并增加喂水次数，只要补充足够的水分，患儿体温可于12~24小时降至正常范围。

（四）秋季腹泻需用抗菌素吗？

秋季腹泻属病毒感染，抗菌素无效，故不应滥用抗菌素。世界卫生组织认为90%腹泻患儿可以不用抗菌素治疗。我国学者根据我们的疾病谱和临床特点认为70%的腹泻患儿不应该用抗菌素，滥用抗菌素可杀死体内益生菌，造成体内菌群紊乱，破坏微生态平衡，反而降低患儿抵抗力，使腹泻迁延不愈，或继发二重感染。加用中药治疗可缩短病程。

（五）如何避免感染秋季腹泻？

秋季腹泻的传播主要通过粪–口途径或人与人直接接触，或通过污染的食物、水等，所以良好的环境和个人卫生能很好地预防腹泻。饮食宜定时定量，不要暴饮暴食，不宜过食肥腻之品，食品应新鲜、清洁，凡变质的食物，均不可喂养小儿。对婴幼儿使用的奶瓶及用具要定时消毒，不用时盖好，保持清洁卫生。在本病流行季节，尽量少到人群密集的场所。

（六）怎样调护腹泻患儿？

大多数腹泻患儿可在家庭治疗，在调护中应注意以下几个问题。

（1）用干净的杯子给患儿喂水　不要使用奶瓶，因为奶瓶不容易洗干净，不洁的奶瓶能引起腹泻。

（2）做好臀部护理　患儿每腹泻一次，家长都要用温水清洗一次臀部，再涂抹护臀膏，尽可能保持局部干燥以预防上行性泌尿道感染和红臀。勤翻身，预防继发肺炎。

（3）对秋季腹泻患儿应注意消毒隔离，将腹泻患儿的粪便直接倒入厕所冲走。

（4）可配合饮食疗法　①稀释奶：在3份鲜牛奶中加入1份米汤，另加5%白糖便成为稀释奶，其凝块柔软而疏松，易被消化又可防止溢乳。其中既有乳糖和蔗糖，又有米汤中的淀粉等多糖，故不易引起胀气。②芡实粥：用芡实煎水至芡实开花，滤出芡实，取芡实水加米煮粥，并加入少许陈皮、盐调味后分少量多次服食。③山药糊：将山药研成粉末状，每次用6～12克，加适量糖温水调好，置文火上熬成糊，每天3次，适用于腹泻病程较长者服食。

（5）如果患儿出现下列情况，常提示病情较严重，须及时送医院就诊：患儿在1～2小时内发生5～10次稀水便或者有便血；患儿已发生严重脱水，表现精神萎靡、眼窝凹陷、非常口渴、口唇干燥、皮肤弹性较差、手足较凉。

◎ 小儿进食酸、甜、咸的食物就爱哭闹，咋回事？

小儿进食酸、甜、咸的食物，就爱哭闹，一查看口腔，发现是口疮在作怪！小儿口疮又称口腔炎，是口腔黏膜的炎症，可波及颊黏膜、舌、齿龈、上颚等处，主要表现为口腔黏膜的充血水肿、溃疡、疼痛灼热，对酸、甜、咸等食物敏感，患儿常在吃这些食物时哭闹。尽管小儿口疮并不是严重疾病，但患儿常常表现为烦躁不安、流涎、不愿进食，甚至滴水不沾，令许多家长无比烦恼，不知所措。

如果口疮发生在学龄前儿童，伴有流涕、咳嗽、腹泻等，应注意观察患儿手足心有无疱疹，以排除手足口病的存在。而口疮发生在学龄儿童，且高热不退、咽喉红赤、扁桃体发炎甚至化脓、全身皮疹，则应警惕"川崎病"的可能，建议及时到医院诊治。

小儿口疮与感染有关，引起口疮的主要原因有细菌、病毒及真菌，因受感染或全身抵抗力下降而诱发。可采取以下措施预防口疮的发生：①小儿体质虚弱，易发生口疮，所以注重锻炼，拥有强壮的体魄，可防止口疮的发生，减少复发，促进痊愈。要建立合理的生活作息制度，保证小儿充足的睡眠，纠正不良卫生习惯，适当安排户外活动及锻炼身体，多让小儿呼吸新鲜空气、晒太阳、增加活动量，以提高抗病能力，增强体质。②加强口腔清洁护理，勤喂水以保持口腔黏膜湿润，重视口腔清洁卫生，勤漱口，特别在有急性感染时应注意清洗口腔，减少细菌在口腔内滞留的机会。③注意科学喂养，多喝水，多吃新鲜水果及蔬菜，防止过食、偏食，避免营养不良及维生素缺乏。④建议在使用抗感染药物时加服多种维生素。

对待患了口疮的小儿，家长应本着耐心、细致的态度，尽可能说服患儿进食流质或半流质食物，但不要吃过热、过凉、过咸、过辣、过酸或干硬的食物，避免刺激口疮，加剧疼痛。若患儿拒绝进食时，还可采用滴管抽吸牛奶后缓慢注入口腔喂养，以减轻疼痛；保持口腔清洁，多用温水漱口，也可用金银花、甘草适量煎水漱口；服用维生素B和维生素C；外用喉风散、冰硼散或蒙脱石散等吹撒局部。

中医认为小儿口疮主要由脾胃积热和心火上炎所致。脾胃积热之口疮可食用糖渍西瓜肉：将西瓜肉去籽，切成条，曝晒至半干，加白糖搅匀腌渍，再曝晒至干，加白糖少许即可；也可食用马蹄胡萝卜汤。心火上炎者可食用荷叶冬瓜汤：用荷叶一块，鲜冬瓜500克，瘦猪肉100克，加水煮汤，另加食盐调味。

（徐　雯　高三德）

◎ 令人不解的小儿异食癖

在日常生活中，时常能看到某些孩子总爱吃煤渣、墙皮、泥土、纸张、毛发等怪现象，令人费解！医学上将这种现象称为"异食癖"或"嗜异症"，这是指婴幼儿在摄食过程中逐渐出现的一种特殊的嗜好，对通常不应作为食物的异物进行难以控制的咀嚼与吞食，达到不能遏制的地步。

（一）什么原因引起异食癖？

异食癖是由于代谢功能紊乱，味觉异常和饮食管理不当等引起的一种非常复杂的多种疾病的综合征。常见于儿童发育阶段，尤以2～5岁儿童更为多见。异食癖患儿常常偷偷地吞食异物，如在夜间，在独自一人活动时，有机会就吞食，当不让他们吞食时，他们就会表现出情绪忧郁和焦躁不安。异食癖可导致很多严重的小儿病理症状，如肠阻塞、食物中毒、细菌感染、面黄肌瘦、胃部疾病等。

本病病因尚不十分明确，一般认为是由于体内缺乏铁、锌等微量元素引起，缺锌时舌黏膜上味蕾细胞更新减慢，味觉的敏锐度下降，或造成味觉减退、味觉敏感消失，或致味觉紊乱，发生食欲不振、厌食或异食癖等临床表现。当体内缺铁时，小儿颊黏膜内的细胞色素氧化酶活性降低和行为异常。异食癖还是一种心理失常的强迫行为，往往与家庭环境不正常有关，如受到家庭破裂、父母分离、缺少情感关怀、受虐待等心因性影响，所以越来越多的医生们认为，异食癖主要是由心理因素引起的，开始是因为无人照顾，擅自取食异物，日久形成习惯，变成不易解除的条件反射。此外，如果宝宝被寄生虫感染的话也可能出现这样的情况。

（二）如何预防和治疗异食癖？

当发现孩子吃异物时家长不要惊慌，应转移其注意力，并拿开异物。平时应多关心孩子，注意心理疏导，加强对孩子的管教，给孩子讲授一些科学知识，养成良好饮食习惯，做到不偏食、不挑食。注意个人卫生，饭前便后必须洗手，不咬指甲，不吃脏东西和非食物类物品。定期给孩子做健康检查。不要通过责骂或者体罚等形式惩罚孩子，否则反而加重病情。

有缺锌、缺铁者及时口服锌、铁制剂。婴幼儿在添加辅食时和年长儿食谱要注意补充含锌食物，如：牡蛎、瘦猪肉、动物内脏、鱼及硬壳果类，及经发酵后的谷类、豆类，从而促进锌的吸收利用。同时应注意选择含铁高的食物，如肝、血、鸡蛋、谷类、蔬菜、水果等。维生素C是一个强还原剂，可以促进铁的吸收，能使食物中的铁转变为能吸收的亚铁，猕猴桃、柑橘、橙子、西红柿等果蔬都富含维生素C。营养素的摄入品种多样、种类齐全、营养平衡，就能纠正孩子的异食癖。

被寄生虫感染的孩子要及时进行驱虫治疗，对异食癖有缓解作用。

（三）中医对异食癖的认识和食疗

对于异食癖的描述，可见于中医古籍虫积、疳症等。如钱乙《小儿药证直诀》："脾疳，体黄腹大，食泥土，当补脾，益黄散主之。"沈金鳌《幼科释谜》云："爱吃生米面、炭、砖瓦，是脾胃疳。"龚廷贤《寿世保元》："好食生米或好食壁泥，或食茶、炭、咸、辣等物者是虫积。"

中医认为，本症发生的原因，主要是素禀不足、饮食失节、虫积所致，因脾虚虫积、胃热内蓄而致病，病位在脾胃，与心关系密切。

辨证多分为积滞伤脾型、虫积伤脾型、脾虚气弱型等。常用的中药包括：太子参、茯苓、白术、山药、山楂、鸡内金、槟榔、使君子等。

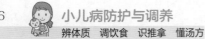

（四）推荐汤方

① 山楂山药饮

用　料　山楂（干品）6克，山药（干品）30克，白糖适量。

制　法　将山楂、山药置于砂锅中，加入适量清

　　　　水，煎熬约30分钟后取汁，加白糖

　　　　调味即可，待温服食。

功　效　健脾导滞。

适应证　适宜积滞伤脾型异食癖。

② 南瓜山楂粥

用　料　南瓜150克，山楂5克，大米50克，红糖适量。

制　法　南瓜去皮去瓤，切块，大米淘洗干净，与南瓜、山楂同置于砂锅

　　　　内，加适量水煮成粥，加少许红糖后可食用。

功　效　健脾消滞。

适应证　本方适用于脾失健运所致的异食症。

③ 淡菜菜干脊骨汤

用　料　淡菜（干品）30克，菜干20克，猪脊骨150克，陈皮3克。

制　法　淡菜、菜干以清水浸泡1.5小时后洗净备用。猪脊骨飞水去肉

　　　　腥，与淡菜、菜干、陈皮同置于砂锅内，加适量清水煮汤，沸后

　　　　转慢火煮2小时，加少许盐后即可食用。

功　效　健脾清胃，下气消食，补铁、补锌，增强机体免疫力。

适应证　适用于脾失健运，胃肠积热所致的异食症。

◎ 孩子不吃饭，可能得了小儿厌食症

好多家长说"我家孩子不吃饭""我家孩子吃饭需要强喂""我家孩子
整天不知道饿"。你家孩子有这些情况吗？如果有，那要警惕小儿厌食症。

小儿厌食症是指小儿排除了其他急、慢性疾病的较长时期的食欲不振或减退，无饥饿感，甚至拒食的一种病证，多见于儿童期。小儿厌食症近年呈上升的趋势，该病反复不愈，可引起小儿抵抗力减弱，出现缠绵难愈的呼吸道感染，也可转化成营养不良，影响小儿的健康成长。因此，该病应引起家长的重视，及早就医。

（一）什么原因造成小儿厌食症？

小儿厌食成因有三：①过食肥甘厚腻，片面追求高营养、高蛋白饮食，过食零食，过食生冷。②平时脾胃虚弱，患病时使用影响消化吸收功能的药品，如抗菌素或苦寒之中药，体内锌元素缺乏或内分泌功能紊乱。③小儿生活环境改变、恐吓、意外、事与愿违等，以上原因引起脾失健运，气机阻滞，消化吸收失常，而出现厌食症。

（二）如何有效地治疗和预防小儿厌食症？

治疗和预防小儿厌食症，需要与生活调理相结合。小儿"乳贵有时，食贵有节"，饮食要定时定量，注意营养均衡，不偏食，少吃零食，尽量不吃冰冻生冷之饮料，以免冲淡消化液。饮食宜清淡，多进食易消化、富营养且健脾之品，如胡萝卜、山药、麦芽、豆浆等。

此外，药疗的同时可配合食疗，如：用猪横脷煲苹果、胡萝卜煲鲫鱼、山药芡实煮瘦肉等，以增强小儿食欲，增加和巩固药物的治疗效果。

（三）小儿厌食症能用中医药治疗吗？

中医药治疗小儿厌食症具有良好的疗效，临床上多以健脾和胃，行气助运为治则。采用味淡甘和之中药，使小儿易于饮用，便于长时间或反复服用，且可通过全身的调理达到消除厌食症伴随症状的作用。对顽固的厌食症患者可配合中医的捏脊疗法，起到"内外合治"的作用。

曾有一名5岁男孩，因"不思饮食半年"而求医。小儿平时体质较弱，易感冒，多汗，体重减轻，疲惫，懒言，曾自行服用七星茶冲剂、酵母片及妈咪爱冲剂等，症状改善不明显。就医后，给予健脾行气之中药治疗，每天1剂，患儿服药2周后，食欲明显增加，疲乏、懒言等症状消失，体重增加1千克。坚持每周服药两剂达2个月，随访半年，患儿感冒减少，食欲良好，面色红润，体重正常。

◎ 宝宝便秘不能依赖开塞露

天气干燥，小宝宝的烦恼事也多，其中就以便秘最让父母头疼。为了让宝宝顺利排便，有的家长常常使用肥皂、开塞露甚至是用手辅助等方式。改善宝宝便秘，正确的处置方法是通过改变宝宝的饮食结构、养成良好排便习惯等方式来预防和改善，常用开塞露等手段容易形成依赖。

（一）蛋白质高、渣滓（纤维）少容易引起便秘

婴幼儿便秘其实是一种常见的疾病，主要表现为大便干结，数日一解，解便困难。尤其是干燥季节，便秘的情况就更严重了。那么，到底是什么造成了宝宝的便秘？许多宝宝的便秘是因为食物成分结构不良造成的。这与大便的性质密切相关，如果食物中蛋白质含量过高、缺乏渣滓（纤维）、含大量钙化酪蛋白，均可引起便秘。如牛奶中含钙较人奶多，因此以牛奶喂养的小儿较母乳喂养的小儿发生便秘的机会多，这也是人们认为喂食奶粉易"上火"的原因。

还有就是宝宝的肠功能失常。如果生活无规律和缺乏按时大便的习惯，未形成排便的条件反射，最终会导致肠肌松弛而发生便秘。另外，吃得太少也会引起宝宝便秘，特别是长期饮食不足，会导致营养不良，腹肌和肠肌瘦弱，蠕动无力，引起顽固便秘。

需要注意的是，发生婴幼儿便秘，父母应先排除疾病因素，如肛裂、肛门狭窄、先天性巨结肠等。而各种慢性病会使肠壁肌肉乏力，功能失常，也可能出现便秘。此外，便秘还与遗传和体质因素有关。

如果宝宝反复出现便秘，很容易引起营养不良、肛裂、痔疮和直肠脱垂等危险，因此应争取早期治疗、早期预防。

（二）药物治疗会造成依赖

宝宝反复便秘，家长常常不知所措，盲目使用药物治疗，往往只能收到

短期的效果。要改变宝宝便秘的情况，首先要从改变饮食结构开始。如果是母乳喂养，妈妈应注意饮食均衡，不要吃太多高蛋白食物，如鸡蛋、牛肉、虾、蟹等，应多吃青菜和水果。如果母乳喂养的宝宝出现便秘，妈妈可以再增加润肠食物，如加糖的菜汁、橘子汁、蜜糖水、甜炼奶等。

而人工喂养的宝宝较容易发生便秘，家长可以适当减少牛奶的喂入量，添加辅食，如喂适量的蜂蜜水、梨汁、橙汁、番茄汁、菜汁等，以刺激肠蠕动，促进排便。较大的宝宝可以多进食蔬菜、水果、粗粮、番薯等。

总之，应该从改善饮食习惯和食物结构入手改善和预防宝宝便秘，而不应只着眼于药物治疗，更不能一出现便秘就给予开塞露通便，这样，只会养成小儿依赖开塞露排便的不良习惯，造成更顽固的便秘。

（三）养成良好的排便习惯

建议要培养宝宝良好的排便习惯，做到每天排便一次，最好是在每天晚餐后排便。非不得已的情况下，不轻易更改排便时间，不要随意减少排便次数。对于便秘的宝宝，便前可增加腹压，或顺时针方向按摩腹部，促进肠管蠕动，达到排便的目的。

另外，中药对宝宝的便秘具有良好的效果。中医认为，便秘为胃肠结热、津亏肠燥而致，治宜滋阴清热、润肠通便为原则，可在医师指导下选用火麻仁、瓜蒌仁、牛膝、知母、玄参等药煎水饮用。

◎ 告别"夜啼郎"，需从孕期做起

有些小儿白天安静，一切如常，入夜则啼哭不安，或每夜定时啼哭，甚至通宵达旦，中医称之为"小儿夜啼"，多见于初生婴儿，人们习惯上将这些孩子称为"夜啼郎"。小儿夜啼往往使家长烦恼不堪，既令家人无法入睡，穷于应付，又影响到左邻右舍休息。

（一）怎样分辨小儿夜啼是习惯性，还是病态？

小儿夜啼，首先要分辨是习惯性的，还是病态的？婴儿夜间因饥饿或尿布潮湿，或发热、其他疾病引起的啼哭不属夜啼的范畴。小儿夜啼成因有

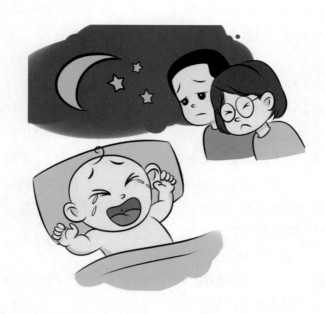

三：①胎儿禀赋不足，或乳母过食生冷，或小儿护理失当，腹部受凉等，导致小儿入夜腹中作痛而啼哭。②孕妇或乳母平素喜食香燥辛辣之品，移热小儿，致其心火亢盛，入夜烦躁而啼。③小儿突受惊吓，心神不宁，夜睡不安而惊啼。

（二）防治小儿夜啼需从孕期做起

预防小儿夜啼应从孕期做起，孕妇应注意饮食清淡，营养均衡，不过食寒凉、燥热之品。乳母注意保养，少吃辛辣肥腻、不易消化的食物。保持小儿卧室的安静、通风，避免受凉。建议新生儿应佩脐兜，防止腹部受凉。此外，尽量不抱婴儿到人多嘈杂的公共场所，避免因喧哗引致婴儿惊恐而出现夜啼。

（三）有哪些方法可以治疗小儿夜啼？

生活方式上：治疗小儿夜啼首先应注意养成日醒夜睡的习惯，白天尽量不要让小儿睡得太多，晚上不要逗弄小儿。临睡前让小儿解净小便，夜间少喂奶，3个月前婴儿夜间喂一次奶，3个月后婴儿夜间不喂奶，另外小儿睡觉要养成熄灯的习惯。

中医调理：夜啼患儿出现烦躁不安、大便干结时，可用灯心草煎水代茶饮用以清心热；如见腹凉喜按、面色苍白、出冷汗的，可用热水袋热敷腹部；如患儿伴见睡中惊惕、大便色青等受惊吓后的症状，可加服珍珠末或用象牙丝煎水代茶以定惊安神减少夜啼的出现，此外，市面上销售的保婴丹对小儿夜啼也具有较好的效果。

◎ 容易被忽略的小儿抽动症

5岁的梁姓小男孩因"反复皱眉、喉鸣1月"被妈妈带往医院就医，经进行一系列检查后诊断为"儿童抽动障碍（小儿抽动症）"。小梁妈妈很不解和纠结，为什么自己的孩子会无端端患上这种奇怪的病呢？经过医生的耐心解释疏导和数月的中医治疗，最终小梁的抽动症痊愈了。

那么，小儿抽动症是什么病？如何进行干预和调理呢？

（一）什么是小儿抽动症？

小儿抽动症是一种慢性神经精神障碍的疾病，又称抽动症或习惯性痉挛。主要表现为简单性运动抽动，少数表现为单纯发声抽动。男孩子多见，多在4～12岁起病。

抽动症的特征是不自主的、突发的、快速重复的肌肉抽动，在抽动的同时常伴有暴发性的、不自主的发声和秽语。抽动症状先从面、颈部开始，逐渐向下蔓延。抽动的部位和形式多种多样，比如眨眼、斜视、噘嘴、摇头、耸肩、缩颈、伸臂、做出咳嗽声或清嗓声等。患儿的病情常有波动性，时轻时重，精神放松时减轻，睡眠后可消失，有时可自行缓解一段时间，但在紧张、焦虑、疲劳、睡眠不足时可加重。患儿智力一般正常，部分患儿可伴有注意力不集中、学习困难、情绪障碍等心理问题。

由于抽动症状较为局限，程度较轻，对日常活动影响少，常易被忽略，多数家长未意识到此是病态，认为是孩子的坏习惯或调皮所致，常责骂、训斥患儿，导致症状加剧。

（二）小儿抽动症应如何干预和调护？

本病对人格的不良影响十分常见，有的在抽动控制后仍不能适应社会，所以，对本病治疗的同时，应注意心理的治疗，而儿童抽动症的调护又是一个不可缺少的环节，良好的家庭调护可发挥良好的辅助作用。

（1）患儿家长应理解疾病的性质和特征，减缓或消除担心和焦虑，不要让自己的不良情绪漫延影响到患儿。充分理解小儿的种种怪异表现是病态，而非调皮、故意做作，从而正确教育、耐心帮助。

（2）父母应该合理安排患儿的学习、活动及日常的作息时间，避免过度紧张和疲劳。对于发生抽动的患儿可进行闭口，有节奏缓慢地做腹式深呼吸，从而减少抽动症状。同时，应尽量转移注意力来减轻患儿的症状及痛苦，可采用讲故事、看电视（电影）、玩游戏等形式。

（3）避免引发患儿精神紧张的种种因素，不要在患儿面前与外人谈论患儿的病情。与老师充分沟通，让其了解患儿病情，避免当众批评、训斥患儿；建议采用鼓励式教育，建立患儿的自信心，有利于疾病的恢复。

（4）季节更替时，气候变化明显，应注意患儿的衣食住行，适时增减衣被，谨防感冒，因为感冒易引发患儿抽动症发生或症状复发、加重。

（三）小儿抽动症宜进行哪些饮食调理？

（1）不宜进食过甜、过咸的食物　有研究发现，糖可引起情绪不稳定、反复无常、激动、爱哭和摔东西毁财物。过咸可导致体内钾（钠）盐积蓄，出现反应迟钝、嗜睡等表现。另外，也不应饮用茶、可乐、咖啡等引致精神兴奋的饮品。

（2）适宜吃高钙的食物　当血清钙较低时，肌肉、神经兴奋性增强，易出现手脚抽动、夜间磨牙、易惊等症状。故宜多吃些富含钙质的食物，如牛奶、豆浆、豆类、瘦猪肉、鸡蛋、绿叶蔬菜等，同时并补充鱼肝油（维生素D）。

（3）应给患儿多吃富含铁质和含锌的饮食，如蛋黄、动物肝脏、海产品、坚果类、豆类、动物肝脏、瘦猪肉、谷类等。

（四）推荐汤方

❶ 猪肉莲子汤

用　料　瘦猪肉125克，莲子（莲心）30克，百合（干品）15克。

制　法　瘦猪肉切块，飞水去肉腥，与莲子、百合同置于砂锅内，加适量清水煮汤，沸后转慢火煮2小时，加少许盐后即可食用。

功　效　益气健脾，清心安神。

适应证　适用于心脾两虚之抽动症。

❷ 百合鸡子汤

用　料　百合（干品）30克，鸡蛋2个，冰糖适量。

制　法　鸡蛋连壳洗净。百合浸泡约4小时后，与鸡蛋置于砂锅内，加入适量清水，沸后转慢火煮约1小时，捞出鸡蛋去壳后复入锅中煮约20分钟，加入冰糖溶化后即可食用。

功　效　养阴润燥，清心安神。

适应证　适用于心脾不足、心神不宁所致之抽动症，表现为抽动、烦躁、夜睡不宁等。

❸ 水蛇山药杞子汤

用　料　水蛇120克，瘦猪肉30克，山药（干品）20克，枸杞子15克，陈皮3克。

制　法　水蛇去皮及内脏，洗净后与瘦猪肉一同飞水去肉腥。所有食材一同置于砂锅内，加适量清水煮汤，沸后转慢火煮2小时，加少许盐后即可食用。

功　效　祛风通络，健脾柔肝。

适应证　适用于心脾不足、心神不宁所致之抽动症，表现为抽动、烦躁、夜睡不宁等。

（徐　雯）

◎ 小儿好动就是患多动症吗？

很多家长一旦发现自己的孩子很好动，不听话，就会想：他是患了多动症？其实小儿并不是好动、坐不住、不听话就是多动症的。下面为大家介绍一下儿童多动症的有关知识。

（一）多动症是一种什么病呢？

儿童多动症又称注意力缺陷多动症，是儿童时期较常见的一种神经发育障碍性疾病。主要表现为注意力缺陷、活动过度和冲动三大症状，常伴有学习、情绪和行为方面障碍。常见于学龄期儿童，多在学龄前已经出现症状。

（二）多动症的主要表现是怎样的？

1. 注意力缺陷方面表现

（1）经常不能密切关注细节或在做作业或其他活动中犯粗心的错误。

（2）在任务或游戏活动中经常难以维持注意力。

（3）当别人对其直接说话时，经常看起来没在听。

（4）经常不遵循指示或无法完成作业、家务或工作中的职责。

（5）经常难以组织任务和活动。

（6）经常回避、厌恶或不情愿从事那些需要精神上持续努力的任务。

（7）经常丢失任务或活动所需的物品。

（8）经常容易被外界的刺激分神。

（9）经常在日常生活中忘记事情。

2. 多动-冲动方面表现

（1）经常手脚动个不停或在座位上扭动。

（2）当被期待坐在座位上时经常离座。

（3）经常在不适当的场合跑来跑去，或者爬上爬下。

（4）经常不能安静地玩耍或在休闲活动中保持安静。

（5）经常"忙个不停"，好像被发动机驱动着。

（6）经常说话过多。

（7）经常在别人提问还未讲完之前就把答案脱口而出。

（8）经常难以等候。

（9）经常打断和侵扰他人。

（三）有上述症状的孩子就是多动症吗？

回答是否定的，并不是有1～2个症状就是多动症。上述两类症状都必须是达到6项以上，而且持续了6个月以上，同时，是要在两种或更多环境中出现，就是说不只是家长认为有这些症状，在学校或其他活动中都有这些症状，才可以认为存在多动症状表现。而且这些症状干扰或降低了社交、学业的质量，即影响了孩子的学习。除此之外，还需要排除智力低下、大脑的器质性病变等疾病才能确诊，因此，最好还是到专科就诊。

（四）得了多动症需要治疗吗？

孩子得了多动症需要系统正规的治疗，不治疗的孩子中约30%症状可持续至成年后，影响以后的生活和工作。

（五）治疗的方法有哪些？

治疗可以用西药、中药、针灸、心理疗法、行为疗法等，经过家长、老师、医生、社会协调配合治疗，患儿的症状可以得到很大的改善。

（六）怎样照顾多动症孩子？

（1）多动症孩子比较难带，他们精力充沛，一刻也停不下来，部分孩子常侵扰别的小朋友，很多时候都会令家长、老师感到头痛，但对待他们一定要有足够的耐心。家长应与老师进行充分的沟通，让老师多关注孩子，少批评，以鼓励、引导为主，不要训斥、体罚孩子。

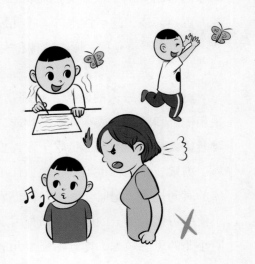

（2）注意防止外伤、中毒等意外发生。

（3）由于多动症孩子的注意力不集中，上课不专心、小动作多、易走神，老师布置的作业不注意听，做作业拖拉，成绩不好，家长、老师可以协助孩子每天制定时间表，督促其按计划完成任务，一旦完成任务给予奖励和鼓励，逐渐养成好的学习习惯。

（邱志文）

◎ 小儿尿床，你应该知道的真相

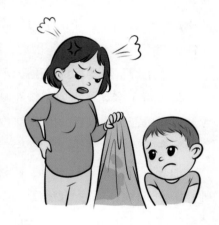

小儿尿床，西医称之为遗尿症，是指3岁以上小儿发生的日间或夜间不自主排尿，以夜间多见。3岁以下的小儿，由于肾气未固，膀胱制约功能未趋完善，排尿的习惯尚未养成，不能在夜间控制自己的小便而出现尿床则不属疾病的范畴。

小儿遗尿属功能性疾病，是由于大脑皮质及皮质下中枢的功能失调引起，常见的原因是精神因素，如突然受惊、过度疲劳、更换环境、睡前饮水等。小儿尿床，常使家长烦恼不堪，小儿也痛苦难言，自尊心严重受挫，影响精神和生活。

（一）防治小儿尿床护理是关键

对于小儿尿床的防治，护理是关键。首先要纠正不良睡卧姿势，建议采用侧卧睡眠；养成小儿睡前排尿，夜间少排尿，按时排尿的习惯；白天不要玩得太疲劳，晚饭尽量吃干饭，少饮寒凉的汤水，适当限制饮水，不喝饮料、糖水或甜奶，也不宜在晚上让小儿吃雪糕之类的生冷物；可根据小儿尿床的时间规律，定时唤醒小儿，形成时间条件反射，逐渐养成夜间自行起床小便的习惯；部分的尿床与精神因素密切相关，家长应加强教育、解释，排除小儿的思想顾虑，逐渐增强小儿的自信心，不应用粗暴、厌烦的态度对待小儿，以免加重病情；对于尿床的小儿要加强护理，冬天注意保暖，尤其是腰以上和双膝关节。体弱多病常常令病情反复难愈，故应加强锻炼，增强体质，减少疾病。

（二）小儿尿床要如何处理？

对于小儿尿床可通过综合的治疗方法以提高疗效，中医药对小儿尿床的治疗具有良好的效果，多以培元固肾为主，亦可配合针灸推拿治疗。家庭中可结合饮食疗法、物理疗法以配合治疗，提高疗效，如用频谱仪照射小儿脐下部，每次持续20分钟，每天一次，20次为一个疗程。同时进食健脾固肾、固涩小便之品，如益智仁、山药、芡实煲猪小肚汤，核桃、金樱子煲猪肾汤，章鱼、花生煲猪尾汤，板栗煲鸡，沙虫干煮粥或猪肾煮粥等。

（三）越早治疗，效果越好

尽管小儿尿床并不是重大的疾病，但反复的遗尿会影响孩子的睡眠，加重孩子及家长的心理负担，尤其是学龄儿童，有的上课时会出现遗尿，患儿会因此感到羞耻，而产生自卑、孤独的心态，容易造成性格缺陷，而且本病越早治疗则效果越好，因此家长应重视本病，早期干预。而小儿尿床的治疗并非一两剂药就能治愈的疾病，其存在很大的反复性，家长应有心理准备，要坚持服药才能达成预期的效果。对于小儿遗尿还应进行一些必要的检查，以排除泌尿系统的其他疾患，以免贻误病情。

◎ 如何发现性早熟苗头？

大部分的家长都非常关注孩子的身体变化，但对于孩子在短期内身体迅速增高，性征发育并不太在意，甚至认为孩子长得快是身体健康的标志。曾经有一名8岁女童，乳房发育半年多，而身为妇科大夫的母亲竟未意识到这是病态，一直未予以诊治。由此可见，家长对儿童性早熟的相关知识和危害性并不明了，这将导致性早熟儿童未能获得尽早干预，甚至错过治疗良机。

性早熟是指女孩8岁以前，男孩9岁以前，出现与年龄不相应的第二性征，如女孩乳房增大、阴毛腋毛生长、阴道流血，男孩出现生殖器增大、遗精，并可伴有身高快速增长的现象。

青春期身高的增长具有一定的规律，女孩自乳房开始发育至月经初潮之间的一段时期是身高的快速增长期，月经初潮以后即进入缓慢增长期，一般初潮以后身高平均只能再增长5~7厘米，因此家长一旦发现女孩未到青春发育年龄乳房提前增大，男孩提前出现睾丸、阴茎增大，身高增长加速，应及时到医院诊治。

及时有效的治疗，不但可以阻止第二性征进一步发展，也可以逆转刚开始发育的第二性征，避免对孩子造成身心的伤害。如果等到月经来潮以后或已出现变声、喉结、胡须、痤疮，甚至排精，才开始治疗，则对最终身高的改善就十分有限了。

早期发现孩子性早熟显得非常重要，父母应在日常生活中多细心观察孩子有无第二性征过早出现的现象，如女孩乳房痛、痒，或者身高突然加速增长等。另外，虽然性早熟在女孩中发病率更高，但男孩如出现了变声、长胡子，或者是阴茎比同龄儿要大，那么家长就要注意了。男孩若出现这些症状后到院就诊，医生通常都会先进行肾上腺彩超和MR等检查以明确诊断，排除肾上腺肿瘤和颅内肿瘤的可能，因为这两种疾病也会导致出现性早熟的症状。

一旦发现孩子有性早熟倾向，家长应及时向医师咨询或就诊，积极寻找孩子性早熟的原因，根据不同的病因给予相应治疗。同时应注意帮助孩子解除心理压力，多做沟通，以便配合治疗。近年来运用中医或中西医结合的方法治疗本病，通过调整阴阳，和其气血，使之回归生理状态，达到治疗目的，在临床治疗中取得了较好的疗效。

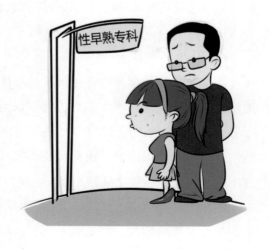

家长应有充分的思想准备，要坚持系统、规范地用药，才能达到预期的效果。

◎ 女孩乳房过早发育，身高往往不达标

（一）何为乳房早发育？

乳房早发育是指女孩8岁前孤立性乳房发育，而无其他第二性征成熟体征出现，即无腋毛、阴毛、月经来潮等。临床大多表现为单侧或双侧乳房胀大疼痛、痒感，且大部分患儿可触及乳房硬结。

（二）乳房早发育有何危害？

儿童期情感不稳定，对自己和同伴之间的差别高度敏感，尤其是外表的不同，因此乳房早发育患儿极易出现羞怯、自卑的心理，羞于和同伴交往，久则性格孤僻，从而影响其生活和学习，导致学习成绩的下降。此类患儿虽然性征提前出现，但其智力和性心理尚不成熟，容易发生社会问题。且有临床观察表明，14%的患儿可转变为真性性早熟而无明显的先兆，影响其骨龄的发育，致成年身高矮小。

（三）乳房早发育患儿应注意什么？

家长应注意不要给患儿随意进食各类补品，不可妄用人参、冬虫夏草、蜂胶、雪蛤等，黄豆、豆芽等含有植物激素的食品也要避免给小孩食用，另外木瓜、榴莲、西红柿、圣女果也不适合。保持营养均衡，少吃鸡肉、鸭肉、牛肉、羊肉等高脂肪类食物，多进食粗粮，多吃海鱼、海带、蔬菜、水果等。此外，患儿应多参加体育锻炼，最适宜的运动是跳绳、打羽毛球、游泳等。

（徐　雯）

◎ 与性早熟有关的因素，父母们不容忽视

近年来，性早熟的发病率显著增高，已成为常见的小儿内分泌疾病。那么，性早熟是如何引起的，与什么因素有关呢？

（一）性早熟的发生可能与下列因素有关

（1）生长发育的加速趋势　当代儿童由于营养的改善、家庭生活条件优越、疾病减少等环境因素的作用，使其生长发育的潜力充分地表达出来，出现了生长发育的加速趋势，导致性发育及性成熟提前。

（2）环境类激素污染物的影响　洗涤剂、农药及塑料工业向环境排放的物质及其分解产物，可在自然界产生一系列的环境类激素污染物。受环境雌激素物质的影响，无论是蔬菜、瓜果，还是肉类食物，都含有很高剂量的雌激素，如污染水源、食物或经皮肤吸收，被儿童摄入，即可引起生殖器官及骨骼的发育异常，环境类激素污染物可能是目前儿童性早熟发病率明显上升的主要因素之一。而人为地用激素喂养家禽、家畜或催熟瓜果、蔬菜，也是一个不可忽视的因素。在意大利就曾有一次乳房早发育的流行，据调查是由于肉类中雌激素水平过高引起，动物的肝脏可浓缩雌激素，长期大量食用可引起本病。

（3）摄入含有性激素的食物或药物　含有蜂王浆、花粉、鸡胚、蚕蛹等的制剂及中药冬虫夏草、人参中，均存在较多的性激素，甚至促性腺激素样物质，如果长期大量服用，可引起血液中性激素水平上升，导致假性性早熟，在笔者诊治的性早熟患儿中相当一部分有进食该类食物的习惯。此外，近年来因误服避孕药引致假性性早熟的病例在临床上已屡见不鲜，笔者曾接诊一名4岁女童在误服20片避孕药后出现乳房胀大、着色，阴道出血的病例。

（4）过早、过多的心理刺激　随着信息技术的普及，许多儿童很早就可以从影视里接受到一些超越心理年龄的视觉刺激。从统计资料看，农村性早熟患儿明显少于城市患儿，农村女孩较城市女孩月经初潮年龄明显滞后，这也说明心理因素在本病的发生中起着重要的作用。

（5）受某些疾病（如颅内肿瘤、肾上腺肿瘤、遗传等因素）的影响，儿童也会出现性早熟。

（二）性早熟的发生有一套自己的"程序"

如今性早熟已经成为小儿内分泌科的常见病，很多家长带孩子去医院就诊都会表现得十分焦虑。其实家长不用过度担心，性早熟也有一套自己的"程序"：先是乳房的胀痛，慢慢再过渡到阴毛、腋毛的出现，最后才是月经来潮。所以在发现孩子有乳房胀痛感时，最好立刻带到医院就诊。

（三）身高问题，最让家长担心

在性征提早出现的同时，往往伴随有骨骼生长的加速，孩子的身高飙长，但由于其骨骺提前融合，所以最终身高往往比正常人矮小。此外，性早熟孩子的成熟期提前，也将预示着较同龄人提早步入衰老期。因此，性早熟应引起家长的高度重视。

性早熟带来的影响中，最让家长担心的无疑就是身高问题。运用中医或中西医结合治疗该病的方法，在临床中已取得较好的疗效，能够有效地降低患儿血中激素水平，不仅可使性征消退，而且可减缓骨骼生长，延缓骨骼的成熟，从而防止骨骺过早融合，有利于改善患儿的最终身高。

（徐　雯　高三德）

二、小儿推拿小常识

◎ 小儿推拿知识

小儿推拿，又称小儿按摩，是将中医学基本理论结合临床知识，运用推拿手法作用于小儿体表的特定部位（穴位），治疗小儿疾病或用于小儿保健。由于其手法易操作，取穴相对简单，逐步受到家长们的接受与认同，在小儿保健及疾病的防治中占据了重要的作用。

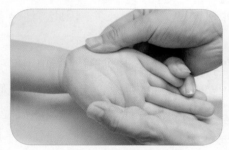
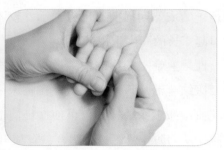

小儿推拿操作示例（一）　　　　　小儿推拿操作示例（二）

小儿推拿作为一种"环境因素干预"，对小儿具有双向的良性调节刺激作用，使其生理功能趋于正常方向转化。小儿推拿的适应证十分广泛，包括呼吸系统疾病、消化系统疾病、神经系统疾病、泌尿系统疾病等，还可防病保健。呼吸系统疾病如感冒、发热、咳嗽、哮喘等，消化系统疾病如腹泻、疳积、腹痛、腹胀、呕吐、便秘等，神经系统疾病如惊风、痿证（小儿麻痹后遗症、进行性肌营养不良、脑瘫等）、肌性斜颈等，泌尿系统疾病如

取穴的定位方法详见附录一。

遗尿、尿闭等。防病保健，增强免疫力，多用捏脊、摩腹、穴位按揉等推拿手法。

（一）小儿推拿常用介质

推拿常用介质是指在推拿部位的皮肤涂敷不同剂型的滑润剂。介质有滑润保护皮肤的作用，同时兼有协同手法治病的作用。

常用的介质：温开水、葱水（汁）、姜水（汁）、水、鸡蛋清、凡士林、甘油、芝麻油、按摩油等。比较常用的是温开水及甘油、按摩油。

（二）小儿推拿禁忌证

小儿推拿虽然安全易操作，但还是要注意其禁忌证。

（1）皮肤问题　皮肤发生烧伤、烫伤、擦伤、裂伤或生有疮疖等，局部不宜按摩。

（2）传染或感染性疾病　急性传染病，如手足口病、猩红热、水痘、肝炎、肺结核等，注意防止传染；急性感染性疾病，如蜂窝织炎、骨结核、骨髓炎、丹毒等，局部不推拿。

（3）肿瘤或骨折　各种恶性肿瘤、骨折、脱位等，局部明显水肿者，不推拿。

（4）出血性疾病　患出血性疾病者，或正在出血和内出血的部位，不宜推拿。

（5）其他　极度虚弱的危重病患儿和严重的心、肝、肾疾病，或诊断不明，不知其治疗原则的疾病，需酌情使用。

（三）小儿推拿注意事项

（1）每次推拿的时间，要根据小儿的年龄、体质的强弱而定，一般婴幼儿1～3分钟，3岁以上幼儿3～5分钟。

（2）推拿的速度应根据自己的熟练程度而定，一般越快越好，每分钟至少达到100～150次，尤其治疗感冒、腹泻等症更需快些。

（3）传统小儿推拿主要适用于0~6岁小儿。3个月以下的小婴儿操作手法一定要轻。

（4）腹泻病的患儿肠道活动度大，摩腹时手法不宜过重。

（5）不建议婴幼儿一边喂奶、吃东西，一边做推拿。

（6）对于既往有肘关节脱位病史者，不建议通过牵拉患儿双手来改变体位。

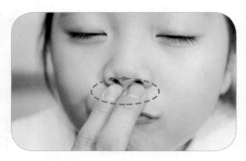

黄蜂入洞

◎ 小儿推拿具体操作方法

小儿推拿手法要求达到持久、有力、均匀、深透，但需要考虑到小儿"脏腑娇嫩，形气未充"和"生机蓬勃、发育迅速"的生理特点，手法操作应轻快柔和、平稳着实，适达病所而止。在众多推拿手法中学会对症手法，通常可达到事半功倍的功效。

（一）按法

以拇指或中指的指端或螺纹面，或掌面（掌根）着力，附着在一定的穴位或部位上，逐渐用力向下按压，按而留之或一压一放地持续进行，称为按法。可分为拇指按法、中指按法及掌按法。

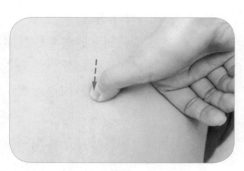

按法

操作注意事项

（1）操作时，按压的方向，是垂直向下用力。

（2）按压时着力部分要紧贴在小儿体表的部位上，不能移动。

（3）按法的强度与补泻有关，重按为泻法，轻按为补法。

适用部位

指按法适用于全身各部的穴位。掌按法适用于面积大而又较为平坦的部位，如胸腹部、腰背部等。

（二）揉法

以手指的指端或螺纹面、手掌大鱼际、掌根着力，固定于一定的治疗部位或穴位上，做轻柔的环旋运动，并带动皮下组织一起揉动，称为揉法。可分为指揉法、掌根揉法及大鱼际揉法。

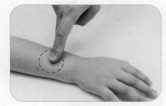 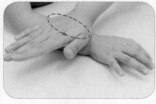 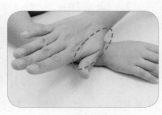

指揉法　　　　　　　　掌根揉法　　　　　　　　大鱼际揉法

操作注意事项

（1）揉法在操作时，着力部分不能与皮肤发生摩擦，也不能用力下压。

（2）揉法应紧贴体表，带动皮下肌肉组织，动作宜轻柔。

适用部位

指揉法适用于全身各部位及穴位，掌根揉法适用于腰背部、腹部及四肢部，大鱼际揉法适用于头面部、胸腹部、胁肋部和四肢部。揉法手法频率较快，为200~250次/分。

（三）推法

以拇指或食指、中指的螺纹面着力，附着在小儿体表一定的穴位或部位上，做单方向的直线或环旋移动，称为推法。根据操作方向的不同，可分为直推法、旋推法、合推法、分推法。

1. 直推法 以一手握持小儿肢体，使被操作的部位或穴位向上。另一手拇指自然伸直，以螺纹面或其桡侧缘着力，或食指、中指两指伸直，以螺纹面着力做单方向的直线推动。

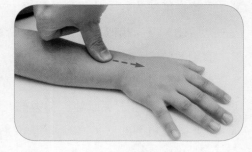

直推法

2. **旋推法**　以拇指螺纹面着力于一定的穴位上，拇指主动运动，带动着力部分做顺时针方向的环形移动。

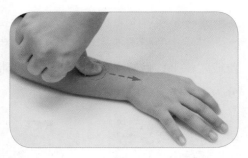

旋推法

3. **合推法**　以双手拇指螺纹面或双掌着力，稍用力附着在小儿所需治疗的穴位或部位的两旁，用腕部或前臂发力，带动着力部分自两旁向中间做相对方向的直线或弧线推动。

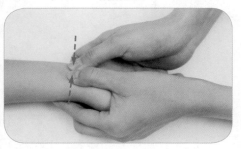

合推法

4. **分推法**　以双手拇指螺纹面或其桡侧缘，或用双掌着力，稍用力附着在小儿所需治疗的穴位或部位上，用腕部或前臂发力，带动着力部分自穴位或部位的中间向两旁做直线或弧线推动。

操作注意事项

（1）注意掌握手法的方向、轻重、快慢，以求达到预期的效果。

（2）推法是从摩法中演变而来，但比摩法、运法（见后述）为重，而较指揉法为轻。旋推法与指摩法（见后述）极为相似，操作时需准确掌握运用。

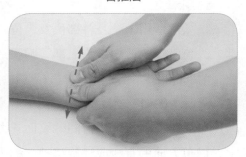

分推法

适用部位

直推法适用于头面部、四肢部、脊柱部，旋推法主要用于手部及面部穴位，合推法适用于头面部、胸腹部及腕掌部，分推法适用于头面部、胸腹部、腕掌部及肩胛部。

手法频率较快，为200～300次/分。

（四）拿法

以单手或双手的拇指与食指、中指两指相对夹捏住某一部位或穴位处的肌筋，逐渐用力内收，并做一紧一松、轻重交替、持续不断的拿捏动作，称为拿法，有"捏而提起谓之拿"的说法。

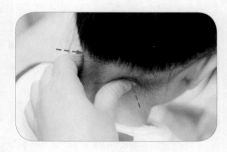

拿法

操作注意事项

（1）操作中不能用指端与指甲内扣。

（2）操作时不可突然用力或使用暴力，更不能拿住不放。

（3）本法刺激性较强，宜于其他手法结束后进行。

适用部位

主要适用于颈项、肩部、腹部及四肢部。

（五）摩法

以食指、中指、无名指、小指的指面或掌面着力，附着在小儿体表一定的部位或穴位上，做环形而有节律的抚摩运动，不带动皮下组织，称为摩法。分为指摩法与掌摩法两种。

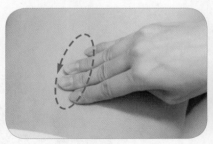

指摩法

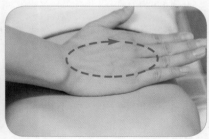

掌摩法

操作注意事项

（1）操作时，前臂要主动放松，通过放松的腕关节使着力部分形成摩动。

（2）指摩时要指实掌虚，掌摩时要全手掌接触皮肤。

（3）动作和缓协调，用力轻柔、均匀。

适用部位

指摩法和掌摩法主要适用于胸腹部。

手法频率为100～150次/分。逆时针方向及慢速摩动为补法，顺时针方向及快速摩动为泻法。

（六）运法

以拇指螺纹面或食指、中指的螺纹面在小儿体表做环形或弧形移动，称为运法。

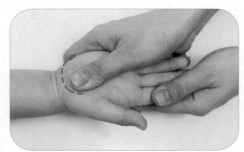

运法

操作注意事项

（1）操作时，着力部分要轻贴体表。

（2）用力宜轻不宜重，作用力仅达皮肤表面，只在皮肤表面运动，不带动皮下组织。操作较推法和摩法轻而缓慢，幅度较旋推法稍大。

（3）操作频率宜缓不宜急。手法频率为80～120次/分。

适用部位

多用于弧线形穴位或圆形面状穴位。

（七）掐法

以拇指指甲切掐小儿的穴位或部位，称为掐法。

操作注意事项

（1）掐法是强刺激手法之一，不宜反复长时间应用，更不能掐破皮肤。

（2）掐后常继用揉法，以缓和刺激，减轻局部的疼痛或不适感。

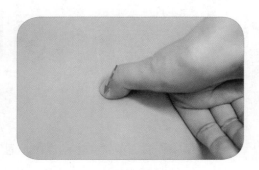

掐法

适用部位

多用于头面部和手足部的穴位。多用于急救。

（八）捏法

以单手或双手的拇指与食指、中指两指或拇指与4指的指面做对称性着力，夹持住小儿的肌肤或肢体，相对用力挤压并一紧一松逐渐移动，称为捏法。在小儿推拿中主要用于脊柱，故又称捏脊法。

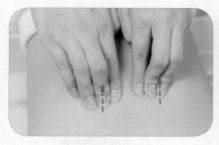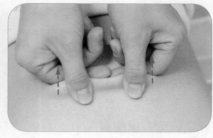

捏法（一）　　　　　　　　　　捏法（二）

操作注意事项

（1）操作时既要有节律性，又要有连贯性。

（2）操作时间的长短和手法强度的轻重及挤捏面积的大小要适中，用力要均匀。捏拿皮肤不可过度也不可过少，用力过重易导致疼痛，过轻又不易得气。

（3）捏脊时指面要用力，不能以指端着力挤捏，更不能将肌肤拧转，或用指甲掐压肌肤，否则容易产生疼痛。

（4）挤压向前推进移动时，需作直线移动，不可歪斜。

适用部位

脊柱。

（九）搓法

以双手掌侧做对称性夹持或托抱住或平压住小儿肢体的一定部位，交替或同时相对用力做方向相反的来回快速搓揉，并在原部位或同时做上下往返移动，称为搓法。

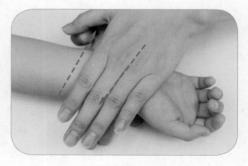

搓法

操作注意事项

（1）操作时用力要对称而均匀，柔和而适中。

（2）操作时，切忌用生硬粗暴蛮力，以免搓伤皮肤与筋脉。

（3）搓动要快，移动要慢，灵活而连续。

适用部位

主要适用于四肢、躯干，在小儿主要用于胁肋部。

（十）捣法

以中指指端，或食指、中指屈曲的指间关节着力，做有节奏的叩击穴位的方法，称为捣法。

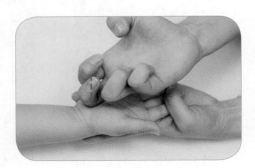

捣法

操作注意事项

（1）捣击时取穴要准确，发力要稳，而且要有弹性。

（2）捣击时不要用暴力。

（3）操作前要将指甲修剪圆钝、平整，以免操作伤到小儿肌肤。

（4）本法刺激性强，宜于其他手法结束后进行。

适用部位

适用于手部小天心穴及承浆穴。

手法频率为90～100次/分，快而重的捣有兴奋作用，慢而轻的捣有抑制作用。

◎ 小儿推拿特定穴位

（一）头面部穴

在小儿的头面部，分布着很多具有特殊功效的穴位，其中，以天门、坎宫、印堂、太阳、迎香、人中、百会、耳后高骨及天柱骨等特定穴位最为常用。

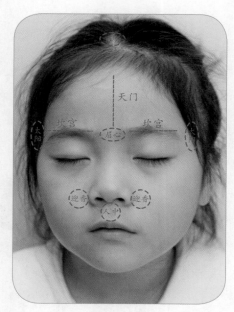

头面部穴

⊃ 百会

　　位置：两耳尖连线与头顶正中线的交点处。

　　手法：用拇指端按或揉，按30~50次，揉100~200次，称按百会或揉百会。

　　作用：安神镇静，升阳举陷。

　　适用范围：常用于惊风、头痛、感冒、鼻塞、脱肛、遗尿等病症。

⊃ 天门

　　位置：二眉之间至前发际成一直线。

　　手法：两拇指由下至上交替直推，称开天门。若自眉心推至囟门处，则称为"大开天门"。

　　作用：疏风解表、开窍醒神、安神镇静。

　　适用范围：常用于外感发热、头痛等症，惊惕不安、烦躁不宁，亦可与清肝经、按揉百会同用。

　　注意：体质虚弱出汗较多、佝偻病小儿慎用。

○ 坎宫

　　位置：自眉头起沿眉梢成一横线。

　　手法：两拇指自眉心向眉梢分推，称推坎宫。

　　作用：疏风解表，醒脑明目，止疼痛。

　　适用范围：常用于外感发热、头痛，亦可用于目赤痛，与清肝经、掐揉小天心、清天河水等同用。

○ 太阳

　　位置：在颞侧的凹陷处。

　　手法：用两手大拇指指腹分别按在两侧颞部太阳穴上，作轻柔缓慢的环形移动，称为揉太阳。向眼方向运为补，向耳方向运为泻。

　　作用：疏风解表，止头痛，清热明目。

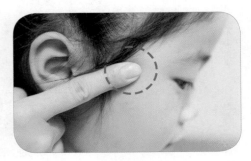

揉太阳

　　适用范围：常用于外感发热。若外感表实头痛用泻法，外感表虚及内伤头痛用补法。

○ 耳后高骨

　　位置：耳后入发际，乳突后缘高骨下凹陷中。

　　手法：两手拇指或中指端揉，称为揉耳后高骨；用两拇指运推，称运高骨。

　　作用：疏风解表，止头痛，清热除烦。

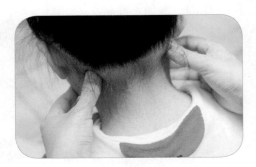

揉耳后高骨

　　适用范围：常用于感冒头痛，多与推攒竹、推坎宫、揉太阳等合用。亦能治神昏烦躁等症。

⊃ 眉心（印堂）

位置： 两眉内侧端连线中点处。

手法： 用拇指指甲在眉心处掐按揉，称为掐眉心和揉眉心。

作用： 祛风通窍，醒脑安神。

适用范围： 治疗惊风、感冒、头痛等急性病。

⊃ 迎香

位置： 鼻翼旁开0.5寸，鼻唇沟中。

手法： 用食指、中指二指按揉穴位。

作用： 宣肺气，通鼻窍。

适用范围： 治疗感冒或急慢性鼻炎、鼻窦炎等引起的鼻塞流涕，呼吸不畅，多与清肺经、拿风池等合用。

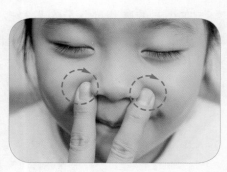

揉迎香

⊃ 人中

位置： 鼻唇沟正中线上1/3与下2/3交界处。

手法： 用拇指指甲或食指指甲掐穴位。

作用： 醒神开窍。

适用范围： 常用于急救，适用于不省人事、窒息、惊厥或抽搐等，多与掐老龙等合用。

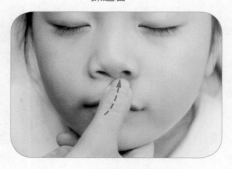

掐人中

⊃ 天柱

位置： 项后发际正中至大椎穴成一直线。

手法： 用拇指或食指、中指指面自上向下直推，称推天柱；用汤匙边蘸水

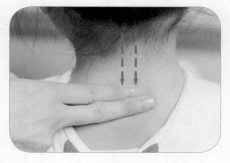

推天柱

自上向下刮，刮至皮下轻度瘀血即可，称刮天柱。

作用：降逆止呕，祛风散寒。

适用范围：治疗呕吐多与推板门、揉中脘合用；治疗外感发热、颈项疼痛等症多与拿风池、掐揉二扇门等同用；刮天柱可治暑热发痧等症。

（二）胸腹部穴

在小儿的胸腹部，分布着很多特定穴位，其中以天突、膻中、中脘、脐、天枢、肚角、腹阴阳等穴位和部位最为常用。

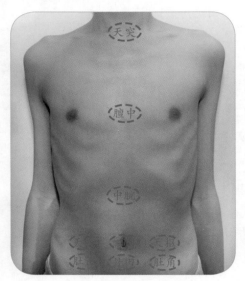

胸腹部穴

⊃ 天突

位置：胸骨上窝正中，正坐仰头取穴。

手法：一手扶小儿头侧部，另一手中指端按或揉穴位，称按揉天突；以食指或中指端微屈，向下用力点，称点天突。

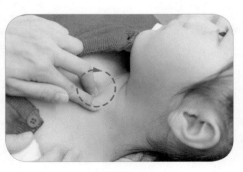

揉天突

作用：理气化痰，降逆平喘，止呕。

适用范围：常用于治疗痰涎壅盛或胃气上逆所致的咳喘、呕吐。

➲ 膻中

位置：两乳头连线中点，前正中线上。

手法：小儿仰卧，以中指端揉该穴称揉膻中。

作用：宽胸理气，止咳化痰。

适用范围：常用于呕吐、呃逆、嗳气，多与运内八卦、推板门、分推腹阴阳等合用。治疗咳喘与推肺经、揉肺俞等合用，治疗痰多难咯常与揉天突、按揉丰隆等同用。

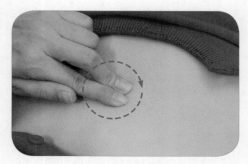

揉膻中

➲ 中脘

位置：前正中线，脐上4寸处，剑突与脐连线的中点。

手法：小儿仰卧，用指端或掌根按揉中脘，称揉中脘；用掌心或四指摩中脘，称摩中脘。

作用：健脾和胃，消食和中。

适用范围：常用于治疗泄泻、呕吐、腹胀、腹痛、食欲不振等症。

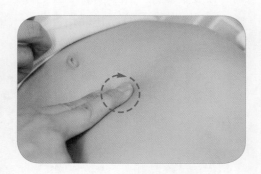

揉中脘

➲ 腹

位置：腹部。

手法：小儿仰卧，用两拇指指端沿肋弓角边缘或自中脘至脐，向两旁分推，称分推腹阴阳；用掌面或四指摩腹，称摩腹。逆时针为补，顺时针为泻，往返摩之为平补平泻。

作用：分推腹阴阳：健脾和胃，理气消食。摩腹：消食，理气，降气。

适用范围：分推腹阴阳多用于治疗乳食停滞、胃气上逆引起的恶心、呕吐、腹胀等症，亦可用于小儿厌食症。摩腹补法能健脾止泻，用于脾虚、寒湿型腹泻；泻法能消食导滞、通便，用于治疗便秘、腹胀、厌食、伤食泻等。平补平泻能和胃，久摩之有消食、强身壮体之作用。

⊃ 脐

位置： 肚脐中。

手法： 小儿仰卧，用拇指或中指端或掌根揉，为揉脐；用掌或指摩肚脐，称为摩脐。

作用： 温阳散寒，补益气血，健脾和胃，消食导滞。

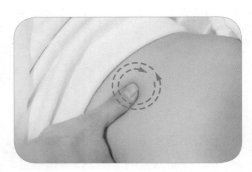

揉脐

适用范围： 常用于治疗小儿腹泻、便秘、腹痛、疳积等症，多与摩腹、推上七节骨、揉龟尾同用，简称"龟尾七节，摩腹揉脐"。

⊃ 肚角

位置： 脐下2寸旁开2寸之大筋。

手法： 用拇指、食指、中指三指拿捏起脐旁大筋，用力上提，称拿肚角。

作用： 健脾和胃，理气消滞。

适用范围： 常用于治疗各种原因所致的腹痛，以寒痛、伤食痛为佳。

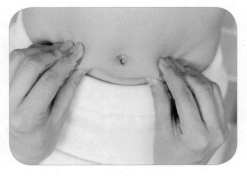

拿肚角

注意： 因本法刺激强度较大，一般拿3~5次即可，不可多。一般在诸手法结束后进行，以防小儿哭闹影响治疗。拿肚角为止腹痛的要法。

（三）腰背部穴

腰背部的穴位，小儿和成人大体上是相同的。在腰背部的众多穴位中，小儿推拿中最常用的特定穴位有大椎、肺俞、脾俞、肾俞、肩井、龟尾等，另外脊柱和七节骨也是经常推拿的部位。

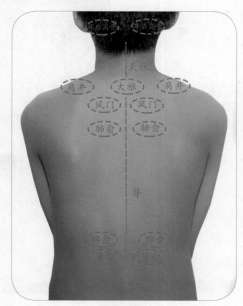

腰脊部穴

⟴ 大椎

位置：在后正中线，第7颈椎棘突与第1胸椎之间凹陷处。

手法：用拇指或中指指端按压大椎，称按大椎；用拇指、中指指端，或螺纹面，或掌根着力，揉动大椎，称揉大椎。

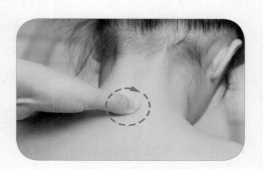

揉大椎

作用：清热解表，通经活络。

适用范围：按揉大椎多用于治疗感冒发热、颈项疼痛、头痛头晕等症。

⟴ 风门

位置：第2胸椎棘突下，旁开1.5寸处。

手法：用拇指端或螺纹面，或食指、中指两指的指端或螺纹面着力，在一侧或两侧风门穴上做按法或揉法，称按风门或揉风门。

作用：解表通络。

适用范围：常用于治疗外感风寒、咳嗽气喘等病症。可与揉二马、揉肾顶、分推腹阴阳合用，用于治疗潮热盗汗等病症。

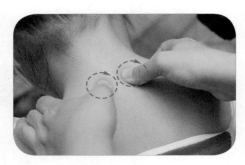

揉风门

⊃ 肺俞

位置：第3胸椎棘突下，旁开1.5寸处。

手法：以两手拇指或一手食指、中指的指端或螺纹面着力，同时在两侧肺俞穴上揉动，称揉肺俞；以两手拇指螺纹面着力，同时从两侧肩胛骨内上缘自上而下推动，称推肺俞或分推肩胛

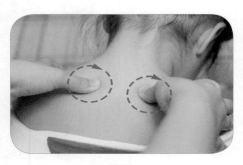

揉肺俞

骨；以食指、中指、无名指三指指面着力，擦肺俞穴至局部发热，称擦肺俞。

作用：益气补肺，止咳化痰。

适用范围：常用于治疗呼吸系统疾病，如外感发热、咳嗽、痰鸣等症。久咳不愈时可加推脾经以培土生金，风寒咳嗽用揉肺俞或擦肺俞，风热咳嗽用分推肺俞。

⊃ 脾俞

位置：第11胸椎棘突下，旁开1.5寸处。

手法：以拇指或食指、中指二指螺纹面着力，在一侧或两侧脾俞穴上揉动，称揉脾俞。

作用：健脾和胃，消食祛湿。

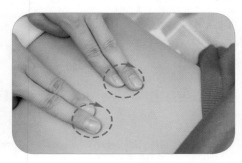

揉脾俞

适用范围：常用于治疗脾胃虚弱、乳食内伤、消化不良等引起的呕吐、腹泻、疳积、食欲不振、黄疸、水肿、慢惊风、四肢乏力等症。

➲ 肾俞

位置：第2腰椎棘突下，旁开1.5寸处。

手法：以拇指螺纹面着力，在肾俞穴上揉动，称揉肾俞。

作用：滋阴壮阳，补益肾元。

适用范围：常用于治疗腹泻、便秘、哮喘、下肢痿软乏力等症。与揉肺俞、揉脾俞相配合，可治疗肾虚气喘等。

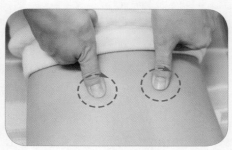

揉肾俞

➲ 七节骨

位置：第4腰椎至尾骨端（长强穴）成一直线。

手法：拇指桡侧或食指、中指二指自下向上推，称为推上七节骨；反之，称推下七节骨。

作用：温阳止泻，泻热通便。

适用范围：推上七节骨多用于治疗虚寒腹泻或久痢等症，还可用于治疗气虚下陷、遗尿等症；推下七节骨多用于治疗实热便秘或痢疾等症。

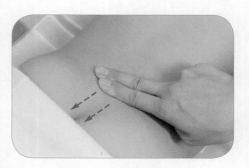

推下七节骨

➲ 龟尾（长强穴）

位置：尾椎骨端，属督脉。

手法：以拇指端或中指端着力，在龟尾穴上揉动，称揉龟尾；用拇指指甲掐龟尾，称掐龟尾。

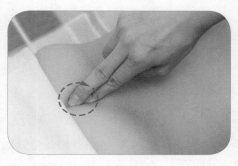

揉龟尾

作用：通调督脉，调理大肠。

适用范围：常用于治疗泄泻、便秘、脱肛、遗尿等症。龟尾穴性平和，既能止泻又能通便，多与揉脐、推七节骨等相配合，以治疗腹泻、便秘等症。

注意：龟尾穴一般不单独使用，常与七节骨配合使用。

（四）上肢部穴

在小儿的上肢部位，分布着很多特定穴位，其中常用的穴位分别是脾经、肝经、心经、肺经、肾经、大肠、小肠、胃经、总筋、四横纹、板门、老龙、五指节、三关、六腑、天河水、内八卦、一窝风、二扇门、二人上马、掌小横纹、肾顶、肾纹及小天心等。

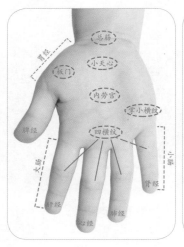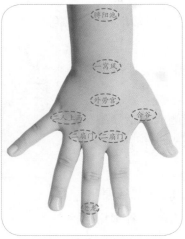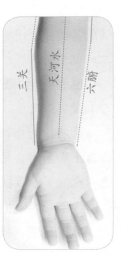

上肢部穴

⊃ 五经穴

位置：五指末节螺纹面，具体对应五行如下。

拇指　食指　中指　无名指　小指

脾土　肝木　心火　肺金　　肾水

手法：以一手夹持小儿五指以固定，另一手以拇指或中指端由小儿拇指尖至小指尖做运法，或用拇指指甲逐一掐揉，称运五经或掐揉五经；一手持小儿手掌，另一手拇指置小儿掌背，其余四指在小儿掌面，同时向指端方向直推，称推五经。

作用：健脾，疏肝，宁心，润肺，温肾。

注意：肾无实证，只补不清；脾常不足，宜补不宜清；心多有余，宜清不宜补；肝为将军，只清不补；肺为娇脏，可清可补。

◐ 脾经

位置：拇指末节螺纹面或拇指桡侧缘，由指尖至指根成一直线。

手法：补脾经：以一手持小儿拇指以固定，另一手以拇指螺纹面旋推小儿拇指螺纹面；或将小儿拇指屈曲，以拇指端循小儿拇指桡侧缘由指尖向指根方向直推。

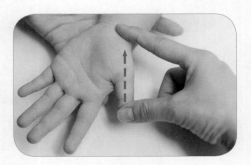

补脾经

往返推为平补平泻，称清补脾经。

作用：补脾经：健脾胃，补气血；清补脾经：和胃消食，增进食欲。

适用范围：补脾经常用于脾胃虚弱、气血不足所致的食欲不振、肌肉消瘦、消化不良等。清补脾经多用于治疗饮食积滞、脾胃不和而引起的胃脘痞闷、吞酸纳呆、腹泻、呕吐等症。

◐ 胃经

位置：拇指掌面近掌端第1节或大鱼际桡侧缘赤白肉际由掌根至拇指根成一直线。

手法：补胃经：一手持小儿拇指以固定，另一手以拇指螺纹面旋推小儿拇指掌面近掌端第一节；或以拇指端自小儿大鱼际桡侧缘从指根向掌根方向直推。清胃经：一手持小儿拇指

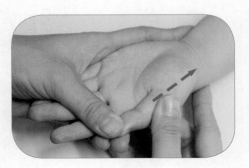

补胃经

以固定，另一手以拇指端自小儿大鱼际桡侧缘从掌根向拇指根方向直推。

作用：补胃经：健脾胃，助运化；清胃经：清热化湿，和胃降逆，除烦止渴。

适用范围：补胃经常用于脾胃虚弱、消化不良、腹胀纳呆等。清胃经常用于恶心呕吐、脘腹胀满、发热烦躁、便秘、衄血等实症。

⊃　肝经

位置：食指末节螺纹面或食指掌面，由指尖至指根成一直线。

手法：清肝经：一手持小儿食指以固定，另一手以拇指螺纹面旋推小儿食指螺纹面；或沿整个食指掌面自指根推向指尖。

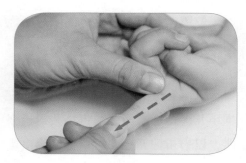

清肝经

作用：平肝泻火，息风镇惊，解郁除烦。

适用范围：清肝经常用于惊风、抽搐、烦躁不安、五心烦热等实症。

注意：肝经宜清不宜补。

⊃　心经

位置：中指末节螺纹面或中指掌面，由指尖至指根成一直线。

手法：清心经：一手持小儿中指以固定，另一手以拇指螺纹面旋推小儿中指螺纹面；或沿整个中指掌面自指根推向指尖。

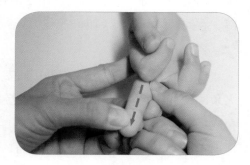

清心经

作用：清热退心火。

适用范围：常用于心火亢盛所致的高热神昏，面赤口疮，小便短赤等。

⊃　肺经

位置：无名指末节螺纹面或无名指掌面，由指尖至指根成一直线。

手法：补肺经：以一手持小儿无名指以固定，另一手以拇指螺纹面旋推小儿无名指末节螺纹面；或沿整个无名指掌面自指尖推向指根。清肺经：一手持小儿无名指以固定，另一手以拇指指端沿整个无名指掌面自指根推向指尖。

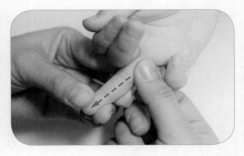

清肺经

作用：补肺经：补肺气；清肺经：宣肺清热，疏风解表，止咳化痰。

适用范围：补肺经常用于虚性咳喘、遗尿、自汗盗汗等，清肺经常用于热性喘咳、感冒发热、便秘等实症。

➲ 肾经

位置：小指末节螺纹面或小指掌面稍偏尺侧，由指尖至指根成一直线。

手法：补肾经：以一手持小儿小指以固定，另一手以拇指螺纹面旋推小儿小指末节螺纹面；或沿整个小指掌面自指根直推向指尖（与其他四经补法方向相反）。

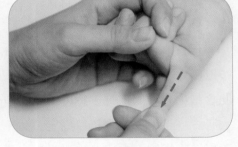

补肾经

作用：补肾益脑，温养下元。

适用范围：补肾经常用于先天不足、久病体虚、肾虚久泻、多尿、遗尿、虚汗、喘息等症。

➲ 四横纹

位置：掌面食指、中指、无名指、小指第1指间横纹处。

手法：拇指甲掐揉，称掐四横纹；四指并拢从食指横纹处推向小指横纹处，称推四横纹。

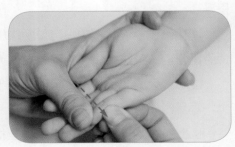

推四横纹

作用：掐四横纹：退热除烦、散瘀结；推四横纹：调中除胀、行气和血。

适用范围：常用于胸闷痰喘、疳积、腹胀、气血不和、消化不良等症。

⊃ 小横纹

位置：掌面食指、中指、无名指、小指掌指关节横纹处。

手法：一手持小儿四指固定，另一手拇指指甲自食指横纹至小指横纹依次掐，称掐小横纹；一手将小儿四指并拢，用另一手拇指桡侧从食指横纹处推向小指横纹处，称推小横纹。

作用：化积，退热，除烦消胀，散结。

适用范围：常用于治疗烦躁、发热、口疮、流涎等症。

⊃ 大肠

位置：食指桡侧缘，自食指尖至虎口呈一直线。

手法：补大肠：一手持小儿食指以固定，另一手以拇指螺纹面由小儿食指尖直推向虎口，称补大肠。清大肠：一手持小儿食指以固定，另一手以拇指螺纹面由小儿虎口推向食指尖，称清大肠。

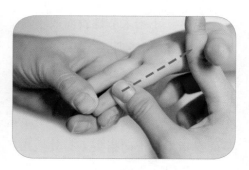

补大肠

作用：补大肠：涩肠固脱，温中止泄；清大肠：清利肠腑，除湿热，导积滞。

适用范围：补大肠常用于虚寒腹泻、脱肛等症。清大肠常用于湿热、积食滞留肠道、身热腹痛、痢下赤白、大便秘结等症。

注意：大肠亦称指三关，可用于小儿望诊。

⊃ 小肠

位置：小指尺侧边缘，自指尖至指根成一直线。

手法：补小肠：一手持小儿小指以固定，另一手以拇指螺纹面由小儿指尖推向指根。清小肠：一手持小儿小指以固定，另一手以拇指螺纹面由小儿指根推向指尖。

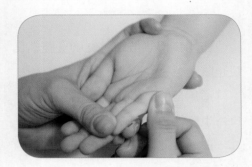

补小肠

作用：补小肠：温补下焦；清小肠：清利下焦湿热。

适用范围：补小肠常用于下焦虚寒、多尿、遗尿。清小肠常用于小便频急、尿痛、尿闭、水泻等症。

⊃ 肾顶

位置：小指顶端。

手法：一手持小儿小指以固定，另一手中指或拇指指端按揉小儿小指顶端，称揉肾顶。

作用：收敛元气，固表止汗。

适用范围：常用于自汗、盗汗或大汗淋漓等症。

⊃ 肾纹

位置：手掌面，小指第2指间关节横纹处。

手法：一手持小儿小指以固定，另一手中指或拇指端按揉小儿小指远侧指间关节横纹处，称揉肾纹。

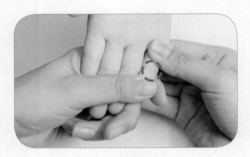

揉肾纹

作用：祛风明目，散瘀结。

适用范围：常用于治疗目赤肿痛，与清心经、清肝经合用；治疗口舌生疮，与清胃经、清心经、清天河水同用；治疗高热、手足逆冷等，常与清肝经、清心经、清肺经、揉小天心、退六腑、清天河水同用。

⊃ 掌小横纹

位置：掌面小指根下，尺侧掌纹头。

手法：一手持小儿手掌，另一手中指或拇指端按揉小儿小指根下尺侧掌纹头，称揉掌小横纹。

作用：清热散结，宽胸宣肺，化痰止咳。

适用范围：常用于咳喘、痰多、口舌生疮等。

注意：此穴是治百日咳、肺炎的要穴。

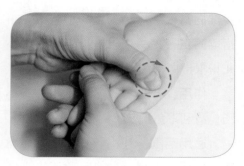

揉掌小横纹

○　板门

位置：手掌大鱼际平面。

手法：一手持小儿手掌以固定，另一手拇指端揉小儿大鱼际平面，称揉板门或运板门。用推法自指根推向腕横纹，称板门推向横纹；反向称横纹推向板门。

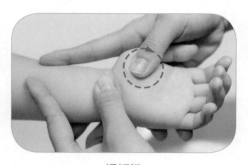

揉板门

作用：揉板门：健脾和胃，消食化滞。板门推向横纹：健脾止泻；横纹推向板门：和胃降逆。

适用范围：揉板门常用于治疗乳食积滞、食欲不振或嗳气、腹胀腹泻、呕吐等症。板门推向横纹止泻，横纹推向板门止呕吐。

○　内劳宫

位置：掌心中，屈指时中指端与无名指端之间中点。

手法：一手持小儿手部以固定，另一手以拇指端或中指端揉，称揉内劳宫。

作用：清热除烦。

适用范围：常用于治疗心经有热所致的口舌生疮、发热、烦渴等症。

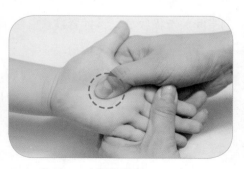

揉内劳宫

⊃ 内八卦

位置：手掌面，以掌心为圆心，从圆心至中指指根横纹的2/3为半径，所作圆周，八卦穴即在此圆周上，共8个方位：乾、坎、艮、震、巽、离、坤、兑。

手法：运八卦有顺运、逆运和分运之分。一手持小儿四指以固定，掌心向上，拇指按定离卦，另一手食指、中指二指夹持小儿拇指，拇指自乾卦运至兑卦，称顺运内八卦。

若从兑卦运至乾卦，称逆运内八卦；根据症状可按方位分运，称分运八卦。

作用：顺运内八卦：宽胸理气，止咳化痰，行滞消食；逆运内八卦：降气平喘。

适用范围：顺运内八卦多用于痰多喘咳、乳食内伤、胸闷、腹胀、呕吐及纳呆等症。逆运内八卦多用于痰喘呕吐等。

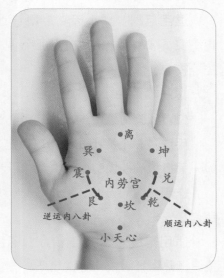

内八卦

⊃ 小天心

位置：大小鱼际交接处凹陷中。

手法：一手持小儿四指以固定，掌心向上，另一手中指端揉，称揉小天心。以拇指指甲掐，称掐小天心；用中指尖或屈曲的指间关节捣，称捣小天心。

作用：揉小天心：清热、镇惊、利

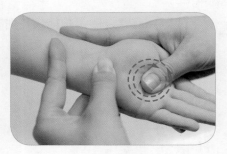

运内八卦

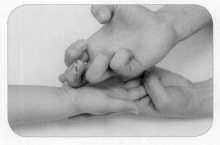

捣小天心

尿、明目；掐、捣小天心：镇惊安神。

适用范围：揉小天心多用于心经有热而致的目赤肿痛、口舌生疮、惊惕不安，或心经有热移于小肠而见小便短赤等症。掐捣小天心常用于惊风抽搐、夜啼、惊惕不安等。

⊃ **总筋**

位置：腕横纹中点。

手法：一手持小儿四指以固定，另一手拇指端按揉腕横纹中点。

作用：清心经热，散结止痉，通调周身气机。

适用范围：常用于治疗口舌生疮、潮热盗汗、夜啼等实热证。

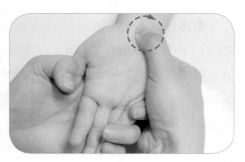

揉总筋

⊃ **三关**

位置：前臂桡侧，腕横纹与肘横纹成一直线。

手法：用拇指桡侧面或食指、中指指腹自腕推向肘，称推三关。

作用：益气行血，温阳散寒，发汗解表。

适用范围：主治一切虚寒证。

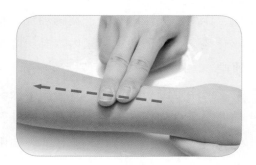

推三关

⊃ **天河水**

位置：前臂内侧正中，总筋至洪池（曲泽）成一直线。

手法：用食指、中指二指指腹自腕推向肘，称清天河水；用食指、中指二指沾水自总筋处，一起一落弹打如弹琴状，直至洪池，同时一面用口

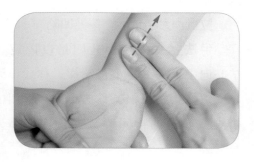

清天河水

吹气随之，称打马过天河。

　　作用：清热解表，泻火除烦。

　　适用范围：清天河水性微凉，较平和，清热而不伤阴分，常治一切热症；打马过天河多用于实热、高热等症。

　　注解：总筋，位于腕横纹中点。洪池（曲泽），位于人体肘横纹中，当肱二头肌腱的尺侧缘。

　　➲ 六腑

　　位置：前臂尺侧，肘横纹至腕横纹成一直线。

　　手法：用拇指面或食指、中指面自肘推向腕，称退（推）六腑。

　　作用：清热，凉血，解毒。

　　适用范围：退六腑性寒凉，主治一切实热病症。

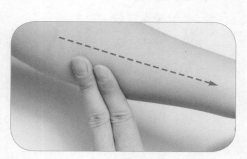

退六腑

　　➲ 曲池

　　位置：屈肘成直角，肘横纹外侧端与肱骨外上髁连线中点。

　　手法：一手拇指按穴位上，以拇指端螺纹面揉之。

　　作用：解表退热，利咽。

　　适用范围：常用于风热感冒、咽喉肿痛、咳喘、腹痛、呕吐、泄泻等症。

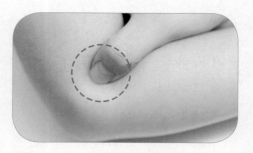

揉曲池

　　➲ 老龙

　　位置：中指甲根后0.1寸处。

　　手法：一手握持小儿手部，另一手以拇指指甲掐小儿中指甲根后0.1

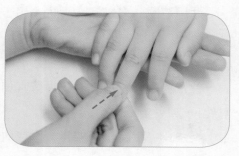

掐老龙

寸处。

　　作用：醒神开窍。

　　适用范围：用于急救，主治急惊风、高热抽搐、不省人事。

　⊃　**二扇门**

　　位置：掌背中指根两侧凹陷处。

　　手法：一手持小儿手部，另一手食指、中指端揉穴处。

　　作用：发汗透表，退热平喘。

　　适用范围：常用于治疗体虚外感。

　　注意：掐揉二扇门是发汗要法。

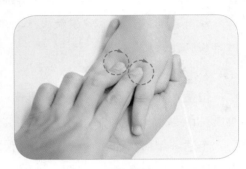

揉二扇门

　⊃　**上马（二人上马）**

　　位置：手背无名指与小指掌指关节后陷中。

　　手法：一手握持小儿手部，使手心向下，以另一手拇指指甲掐穴处，称掐上马；以拇指端揉之，称揉上马。

　　作用：滋阴补肾，顺气散结，利水通淋。

　　适用范围：多以揉法为主，用于潮热烦躁、牙痛、小便赤涩等症。

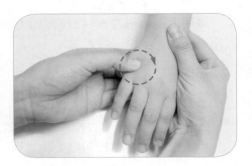

揉上马

　⊃　**外劳宫**

　　位置：手背正中央，与内劳宫相对处。

　　手法：一手持小儿四指令掌背向上，另一手按揉穴处，称揉外劳宫。

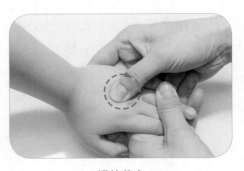

揉外劳宫

作用：温阳散寒，升阳举陷，兼能发汗解表。

适用范围：常用于外感风寒、鼻塞流涕、腹泻腹痛、疝气等症。

注意：本穴性温，用于一切寒证，多以揉法为主。

➲ 虎口（合谷）

位置：手背第1、第2掌骨之间，近第2掌骨中点的桡侧。

手法：一手持小儿手部，令其手掌侧置，桡侧在上，以另一手食指、中指二指固定小儿腕部，用拇指指甲掐穴处，称掐揉虎口。

作用：清热，通络，止痛。

适用范围：常用于治疗发热无汗、头痛颈痛、面瘫、口噤、便秘、呕吐、嗳气呃逆、鼻衄等。

➲ 一窝风

位置：手背腕横纹正中凹陷处。

手法：一手握持小儿手部，另一手以中指或拇指端按揉穴处。

作用：温中行气，止痹痛，利关节。

适用范围：常用于受寒、食积等原因引起的腹痛等症。

➲ 膊阳池

位置：腕背横纹上3寸，尺桡骨之间。

手法：一手持小儿腕部，另一手拇指指甲掐穴处，称掐膊阳池；用拇

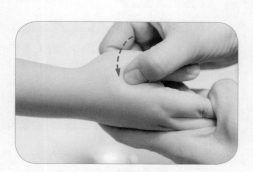

掐揉虎口

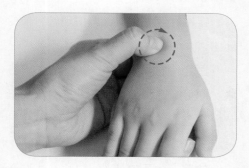

揉一窝风

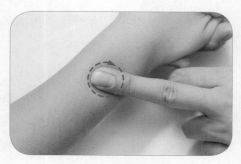

揉膊阳池

指端或中指端揉穴处，称揉膊阳池。

作用：解表清热，通络止痛。

适用范围：常用于治疗小儿感冒、头痛、腹泻、腹痛等症。

（五）下肢部穴

小儿的下肢穴位不是太多，而且运用上与成人大体相同，只是手法和力度稍有不同。小儿推拿中最常用的下肢特定穴位主要有足三里、丰隆、三阴交和涌泉等。

⊃ **足三里**

位置：外膝眼下3寸，胫骨前缘旁开1横指处。

手法：以拇指端或螺纹面着力，稍用力按揉穴处。

作用：健脾和胃，调中理气，强身健体。

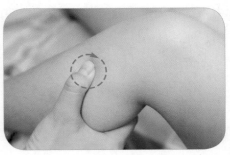

揉足三里

适用范围：常用于治疗腹胀、腹痛、呕吐、泄泻等消化系统疾病及下肢痿软乏力等病症。常与捏脊、摩腹等相配合，用作小儿保健。

⊃ **三阴交**

位置：内踝高点直上3寸，当胫骨内侧面后缘处。

手法：以拇指或食指、中指的螺纹面着力，稍用力按揉穴处。

作用：通血脉，活经络，疏下焦，利湿热，通调水道，健脾胃。

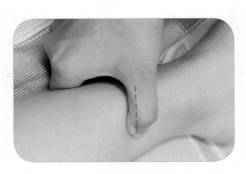

按揉三阴交

适用范围：常用于治疗泌尿系统疾病，也可用于治疗下肢痹痛、瘫痪、惊风、消化不良等病症。

○ 丰隆

位置：外踝尖上8寸（外膝眼与外踝尖连线之中点），胫骨前缘外侧，胫腓骨之间。

手法：以拇指或中指端着力，稍用力在穴上揉动。

作用：和胃气，化痰湿。

适用范围：常用于治疗痰涎壅盛、咳嗽气喘等病症。

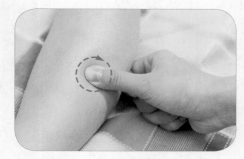

揉丰隆

○ 涌泉

位置：足掌心前1/3与后2/3交界处的凹陷中。

手法：以拇指螺纹面着力，向足趾方向做直推法，称推涌泉。以拇指螺纹面着力，稍用力在穴上揉，称揉涌泉。以拇指甲着力，稍用力在穴上掐，称掐涌泉。

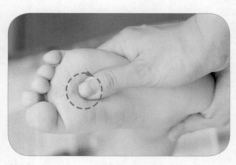

揉涌泉

作用：滋阴，退热。

适用范围：揉涌泉能引火归元，退虚热，治疗五心烦热、烦躁不安、夜啼等病症。

◎ 常见穴位推拿

（一）揉脾经

主治：腹泻、便秘、痢疾、食欲不振、黄疸等。

位置：拇指末节螺纹面。

操作：操作者一手握住小儿手掌，另一手的拇指螺纹面按住小儿拇指螺纹面，顺时针或逆时针方向揉100～300次。

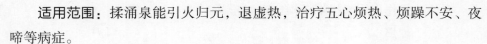

（二）揉肺经

主治：感冒、发热、咳嗽、胸闷、气喘、虚汗、脱肛等。

位置：无名指末节螺纹面。

操作：操作者一手握住小儿手掌，另一手的拇指螺纹面按住小儿无名指螺纹面，顺时针或逆时针方向揉100～300次。

（三）揉板门

主治：食积、腹胀、食欲不振、呕吐、腹泻、气喘、嗳气等。

位置：手掌的大鱼际隆平面。

操作：操作者一手握住小儿手掌，另一手的拇指端按揉小儿大鱼际100～300次。

（四）摩腹

主治：消化不良、腹痛、腹胀、恶心、呕吐等。

位置：腹部。

操作：操作者用手掌掌面或食指、中指、无名指指面附着于小儿腹部，以腕关节连同前臂作环形有节律的移动的方法，称为摩法。摩3～5分钟。

（五）揉足三里

主治：腹胀、腹痛、腹泻、呕吐、下肢痿软无力等。

位置：外膝眼下3寸，胫骨前嵴外1横指处。

操作：操作者用拇指端按揉100～300次。

（六）捏脊

主治：发热、惊风、夜啼、疳积、腹泻、呕吐、腹痛、便秘等。

位置：背脊正中，大椎至尾骨末端处。

操作：用双手拇指和食指作捏物状手形，自尾骨（长强穴）开始，沿脊柱交替向前捏捻皮肤，至第7颈椎（大椎穴）为止。每向前捏捻三下，用力向上提一下，捏三提一。操作时，所提皮肤的多少和用力大小要适当，而且要直线向前，不可歪斜。

（七）分推腹阴阳

主治：腹痛腹胀、消化不良、呕吐等症。

作用：健脾和胃，理气消食。

操作：双手拇指沿肋弓边缘或中脘，向两旁分推。

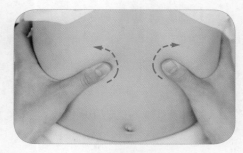

分推腹阴阳

◎ 各种体质推拿调理

（一）生机旺盛（均衡质）

每天捏脊3遍，补脾经200次，清肝经、清心经各100次，补肺经、补肾经各200次，揉板门150次。

（二）心肝有余质

清肝经、心经各200次，补脾经、肺经、肾经各100次，清天河水、清小肠各200次。

（三）肺脾不足质

补脾经、肺经、肾经各300次，捏脊3～5遍，推三关100次，揉板门150次。

（四）积滞化热质

清脾经200次，推六腑200次，推四横纹100次，分推腹阴阳200次，推下七节骨200次。

◎ 常见疾病的小儿推拿

（一）发热

小儿发热为儿科常见的症状，临床上多分为外感风寒发热、外感风热发热及食积发热等证型，应根据不同证型进行辨证论治，辨证准确，结合相对应的推拿手法，常常可达到事半功倍的效果。

外感风寒

特征：发热，恶寒，无汗，鼻塞，流清涕，喷嚏，咳嗽，清稀痰，头痛，咽喉痒。舌苔薄白，脉浮紧，指纹浮而鲜红。

治疗原则：疏风解表，发散外邪。

基本处方：开天门，推坎宫，揉太阳，揉耳后高骨，推上三关，揉二扇门，清天河水，拿风池。

外感风热

特征：发热重，微恶寒，有汗，头痛，鼻塞，流黄涕，喷嚏，咳嗽，黄稠痰，咽喉红肿疼痛，口干而渴。舌红苔薄黄，脉浮数，指纹浮而紫红。

治疗原则：疏风宣肺，清热解毒。

基本处方：开天门，推坎宫，揉太阳，揉耳后高骨，清肺经，退六腑，揉大椎，推脊。

食积发热

特征：高热，呕吐酸腐，口渴引饮，纳呆，腹胀，腹痛便秘。舌苔黄腻，脉数，指纹紫滞。

治疗原则：清热泻火，行气消滞。

基本处方：逆运内八卦，清脾胃，退六腑，揉板门，清大肠，揉膊阳池，推下七节骨。

外感四大手法

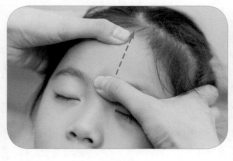

开天门

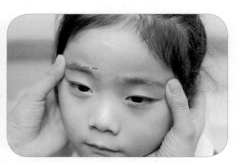

推坎宫

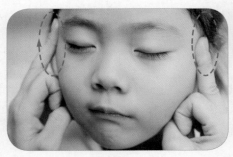

揉太阳

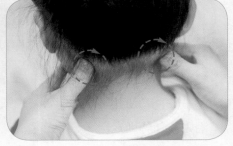

揉耳后高骨

（二）咳嗽

咳嗽是小儿肺部疾患中的一个常见症状，是呼吸道的一种保护性反射动作，无论外感、内伤所导致的肺失宣降者，均可引起咳嗽，如感冒、肺炎等。本病一年四季都可发生，尤以冬春季为多见。

风寒咳嗽

特征：咳嗽有痰，声重紧闷不爽，鼻塞，流涕，恶寒发热，头痛。舌淡红苔薄白，脉浮紧，指纹浮红。

治则：疏风散寒，宣肺止咳。

基本处方：开天门，推坎宫，揉太阳，清肺经，运内八卦，推揉膻中，推三关，揉外劳宫，揉擦肺俞。

风热咳嗽

特征：咳嗽有痰色黄，不易咳出，鼻流浊涕，咽喉肿痛，发热汗出，大便秘结，小便黄。舌红苔薄黄，脉浮数，指纹浮紫。

治则：疏风清热，化痰止咳。

基本处方：开天门，推坎宫，揉太阳，揉耳后高骨，退六腑，清肺经，清天河水，推膻中，揉掌小横纹，揉肺俞。

（三）厌食

厌食是指小儿较长时期食欲不振，甚至拒食的一种病症。发病原因主要是由于喂养不当，导致脾胃不和，受纳运化失职。厌食小儿一般精神状态正常，病程长者，也可出现面色少华、形体消瘦等症，影响小儿生长发育，故应及时给予干预。

脾失健运

特征：面色少华，不思纳食，或食物无味，拒进饮食，形体偏瘦，而精神状态一般，二便基本正常。舌苔白或薄腻，脉有力。

治则：和脾助运。

基本处方：补脾经，清胃经，摩中脘，运内八卦，按揉脾俞，掐揉四横纹。

胃阴不足

特征：口干多饮而不喜进食或拒食，皮肤干燥，缺乏润泽，大便干结。舌苔光剥，或少苔，质偏红，脉细数。

治则：滋阴养胃。

基本处方：分推腹阴阳，揉板门，补胃经，补脾经，运内八卦，揉中脘，按揉胃俞，按揉肾俞。

脾胃气虚

特征：精神疲惫，面色萎黄，全身乏力，不思乳食或拒食，或稍进食，大便中夹有不消化残渣，伴形体消瘦，易出汗。舌质淡苔白，脉细弱。

治则：健脾益气。

基本处方：补脾经，运内八卦，推大肠，补肾经，摩腹，捏脊，按揉足三里。

（四）便秘

小儿便秘发病率呈逐年上升趋势，与生活环境、精神因素、饮食因素及排便习惯关系密切。其病因主要是由于大肠传导功能失常，粪便在肠内停留时间过久，水分被吸收，使粪便过于干燥、坚硬难于排出所致。而在防治小儿便秘的疗法之中，小儿推拿最有优势。

实秘

特征：大便干结，食少，腹胀腹痛，口干口臭，面红身热，心烦不安，多汗，小便短赤。苔黄厚，指纹色紫。

治则：调理大肠，消积消滞。

基本处方：清大肠，退六腑，按揉膊阳池，运内八卦，摩腹，揉天枢，推下七节骨，揉龟尾。

虚秘

特征：虽有便意，但临厕努挣难排，汗出，气短乏力，面白神疲，肢倦懒言。苔薄白，指纹色淡。

治则：健脾益气，养血滋阴。

基本处方：补脾经，推三关，摩腹，揉脐，捏脊，按揉足三里，补肾经，按揉膊阳池，推下七节骨，揉龟尾。

（五）腹泻

小儿腹泻是一种以大便次数、数量增多，便质稀薄，甚如水样为特征的小儿常见消化道疾病。小儿腹泻一年四季均可发病，夏秋两季较多，因夏季小儿脾胃易受暑湿、风寒和饮食所伤，故易患腹泻。

寒湿泻

特征：泻下清稀，甚至如水样，色淡不臭，腹痛肠鸣，脘闷食少，或兼有恶寒发热，鼻塞头痛，小便清长。苔薄白或白腻，脉濡缓，指纹色红。

治则：散寒化湿，温中止泻。

基本处方：补脾经，推三关，揉外劳宫，摩腹，补大肠，推上七节骨，揉龟尾。

湿热泻

特征：大便水样，或如蛋花样，气味秽臭，或见少许黏液，泻下急迫，或泻而不爽，食欲不振，神疲乏力。舌质红，苔黄腻，脉滑数，指纹紫。

治则：清热利湿，分利止泻。

基本处方：清大肠，退六腑，清补脾经，摩腹，清胃经，揉天枢，推下七节骨，揉龟尾。

伤食泻

特征：腹痛肠鸣，泻后痛减，大便稀溏，夹有乳凝块或食物残渣，气味酸臭，或臭如败卵，脘腹胀痛，夜卧不安，不思乳食。舌苔厚腻，脉滑，指纹紫滞。

治则：消食导滞，助运止泻。

基本处方：补脾经，运内八卦，摩腹，清胃经，清大肠，退六腑，揉板门，揉龟尾。

脾虚泻

特征：大便时溏时泻，色淡不臭，多于食后作泻，时轻时重，反复发热，稍有饮食不慎，大便即增多，夹见水谷不化，纳呆，面色萎黄，肢倦乏力，形体消瘦。舌淡苔白，脉缓弱，指纹淡。

推上七节骨

治则：健脾益气，温阳止泻。

基本处方：补脾经，补大肠，摩腹，揉外劳宫，揉天枢，揉足三里，推上七节骨，揉龟尾，捏脊。

（六）夜啼

夜啼为婴儿时期常见的一种睡眠障碍，是指小儿经常在夜间烦躁不安、啼哭不眠，间歇发作或持续不已，甚至通宵达旦，或每夜定时啼哭，白天如常，民间俗称"夜啼郎"。本病多见于半岁以内婴幼儿，多由脾寒、心热、惊恐食积等原因引起。

脾寒

特征：睡喜俯卧，屈腰而啼，下半夜尤甚，啼声低弱，面色青白，四肢欠温，食少便溏，小便清长。舌淡红，苔薄白，脉沉细，指纹淡红。

治则：温中健脾，养心安神。

基本处方：补脾经，推三关，摩腹，揉中脘，揉外劳宫，揉一窝风，揉小天心。

心热

特征：睡喜仰卧，见灯火则啼哭愈甚，烦躁不安，面赤唇红，小便短赤，或大便秘结。舌尖红，苔白，脉数有力，指纹青紫。

治则：清心降火，宁心安神。

基本处方：清心经，清天河水，清肝经，掐揉小天心，掐五指节，揉内劳宫，揉总筋。

惊恐

特征：睡中时作惊惕，面唇青白，紧偎母亲。脉舌多无异常变化，或夜间脉来弦数，指纹色青。

治则：镇静安神。

基本处方：清心经，捣小天心，掐揉五指节，清肝经，清肺经，运内八卦，补脾经。

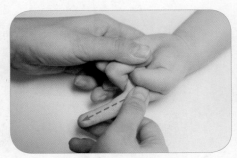

清肝经

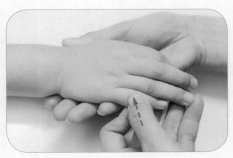

掐揉五指节

（石艳红 范文萃 朱丽臻 徐 丹）

04

第四部分

饮食篇

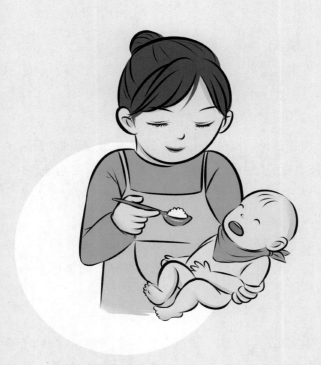

一、常见食物的属性

◎ 概述

《黄帝内经·素问·藏气法时论》：毒药攻邪，五谷为养，五果为助，五畜为益，五菜为充。气味合而服之，以补精益气。此五者，有辛、酸、甘、苦、咸，各有所利，或散，或收，或缓，或急，或坚或软，四时五脏，病随五味所宜也。

1. "五谷为养"

（1）温热性谷物豆类 糯米、小米、高粱、白扁豆。

（2）平性谷物豆类 大米、玉米、燕麦、黑豆、赤小豆、红豆、眉豆。

（3）寒凉性谷物豆类 大麦、小麦、荞麦、绿豆、黄豆。

2. "五果为助"

（1）温热性水果类 榴莲、桃、核桃仁、山楂、杏、李、樱桃、板栗、大枣、黑枣、龙眼肉、荔枝、松子仁、橘、金橘、杨梅、石榴、红毛丹。

（2）平性水果类 苹果、葡萄、青梅、橄榄、橙、枇杷、柠檬、大蕉、阳桃、黄皮、蓝莓、无花果、苹婆（凤眼果）、椰子、甘蔗。

（3）寒凉性水果类 菠萝、释迦、杧果、木瓜、西瓜、梨、柿子、猕猴桃、火龙果、柚子、草莓、桑椹、山竹、哈密瓜、马蹄、西梅、菱角、莲雾。

3. "五畜为益"

（1）温热性禽畜水产类 牛肉、羊肉、雄鸡（公鸡）、鹧鸪、洋鸭（番鸭）、草鱼（鲩鱼）、鲢鱼（鳊鱼）、鳙鱼（大头鱼）、鲤鱼、鲮鱼、鳝鱼

（黄鳝）、蛇、龟、鳄鱼肉、石斑鱼、马鲛鱼、海马、淡菜、干贝（江瑶柱）、虾、龙虾。

（2）平性禽畜水产类　鹅、鸭、鸽、燕窝、鹌鹑、泥鳅、鲫鱼、鳜鱼（桂花鱼）、鲈鱼、鳗鱼、塘虱、黄花鱼、带鱼、鳖、蛤蚧、海参、海蜇、鲍鱼、牡蛎、墨鱼、章鱼。

（3）寒凉性禽畜水产类　猪肉、兔、乌鳢（黑鱼）、蟹、田螺、螺蛳、海螺、河蚌、河蚬。

4．"五菜为充"

（1）温热性蔬菜类　韭菜、芥菜、芫荽（香菜）、葱、荞头、洋葱、辣椒、大蒜、生姜、平菇、牛肝菌。

（2）平性蔬菜类　南瓜、豆角、荷兰豆（豌豆）、菜心（广东菜心）、油菜心、菠菜、椰菜（甘蓝）、大白菜、节瓜、胡萝卜、芋头、山药、地瓜、马铃薯（土豆）、花生、银耳、木耳、香菇、蘑菇、猴头菇、羊肚菌、虫草菌（虫草花）、松茸、茶树菇。

（3）寒凉性蔬菜类　空心菜、芥蓝、奶白菜、西洋菜、苋菜、马齿苋、生菜、藤菜、苦荬（苦麦菜）、芹菜、茼蒿、芦笋、莙荙菜（猪乸菜）、竹笋、白瓜、粉葛、莲藕、萝卜、沙葛（凉薯）、慈菇（茨菇）、冬瓜、苦瓜、丝瓜、黄瓜、茄子、番茄（西红柿）、金针菇、草菇（麻菇）、百合、紫菜、金针菜（黄花菜）、量天尺花、剑花、霸王花。

5．副食品类　花生油、食盐、酱、醋、白糖、冰糖、赤砂糖（黑糖、红糖）、饴糖（麦芽糖）、蜂蜜、茶叶。

◎ "五谷为养"

"五谷为养"是指黍、秫、菽、麦、稻等谷物是养育人体所必需的营养基础，米、面是我国人民的主粮。我国在地域与气候上的差别，长期以来形成了"南米北面"的饮食习惯，简单概括是以碳水化合物为主食。黍、秫、麦、稻富含碳水化合物和蛋白质，菽则富含蛋白质和脂肪等，故有"五谷为养"之说。

温热性谷物豆类

糯米

【性味】甘，温。

【功能主治】补中益气，用于消渴溲多、自汗、腹泻的辅助治疗。

【注意】糯米性温黏滞，难以消化，素有痰热、脾胃消化力弱者及小儿患者慎用。

附：糯稻根

【性味】甘，平。

【功能主治】益胃生津，退虚热，止盗汗。用于阴虚发热、口渴咽干、自汗、盗汗。

小米

【性味】咸、甘，温。

【功能主治】和中益肾、安神、解毒。用于脾胃虚热、心烦睡眠差、消渴、泄泻。

附：谷芽

【性味】甘，温。

【功能主治】消食和中，健脾开胃。用于食积不消、腹胀口臭、脾胃虚弱、不饥食少。炒谷芽偏于消食，用于不饥食少。焦谷芽善化积滞，用于积滞不消。

高粱

【性味】甘，温。

【功能主治】健脾止泻，化痰安神。用于脾虚泄泻、消化不良、痰湿咳嗽、失眠多梦。

白扁豆

【性味】甘，微温。

【功能主治】健脾化湿，和中消暑。用于脾胃虚弱、食欲不振、大便溏泻、暑湿吐泻、胸闷腹胀。炒白扁豆健脾化湿，用于脾虚泄泻。

附：扁豆花

【性味】甘，平。

【功能主治】消暑，化湿，和中。用于暑湿泄泻、痢疾、赤白带下。

附：扁豆衣

【性味】甘，平。

【功能与主治】健脾化湿。用于脾虚泄泻、脚气浮肿。

平性谷物豆类

大米（粳米）

【性味】甘，平。

【功能主治】滋阴润肺，壮筋骨、长肌肉，健脾和胃、补中益气、止渴止泄。用于烦热口渴、脾虚泄泻、腹胀食少、消化不良。

【备注】《黄帝内经》在治病的同时，推崇食养，谷肉果菜之中五谷为首，粳米为第一养人之品。唐代孙思邈《千金言·食治》中称其具有补脾胃、益气血、长肌肉、和五脏的作用。长期服用能够强身体，悦颜色，聪明耳目。食疗食养专著《随息居食谱》认为浓粥米汤可代人参汤，为补虚佳品，最适宜于老人、产妇、小孩和病中或病后调养服用，米粥营养丰富，最宜吸收，补益后天以策万全。

附：稻芽

【性味】甘，温。

【功能主治】消食和中，健脾开胃。用于食积不消、腹胀口臭、脾胃虚弱、不饥食少。炒稻芽偏于消食，用于不饥食少。焦稻芽善化积滞，用于积滞不消。

玉米

【性味】甘，平。

【功能主治】益肺宁心，健脾开胃，益智健脑。

燕麦（莜麦）

【性味】甘，平。

【功能主治】健脾胃，通血脉，壮筋骨。

黑豆

【性味】甘，平。

【功能主治】益精明目，养血祛风，利水，解毒。用于阴虚烦渴、头晕目昏、体虚多汗、肾虚腰痛、水肿尿少、痹痛拘挛、手足麻木、药食中毒。

附：黑豆衣

【性味】甘，凉。

【功能主治】养血疏风，解毒利尿。用于阴虚烦热、头晕目眩、头痛盗汗、肾虚水肿。

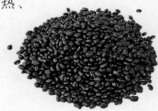

赤小豆

【性味】甘、酸，平。

【功能主治】利水消肿，解毒排脓。用于水肿胀满、脚气浮肿、黄疸尿赤、风湿热痹、痈肿疮毒、肠痈腹痛。

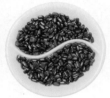

红豆

【性味】甘、咸，平。

【功能主治】健脾胃，养血，补肾生精髓，止消渴。

眉豆

【性味】甘，平。

【功能主治】健脾调中，利水消肿，益肾气，补五脏。用于脚气浮肿、麻木乏力。

🥢寒凉性谷物豆类

大麦

【性味】甘，凉。

【功能主治】健脾和胃，宽肠利水。用于腹胀、食滞泄泻、小便不利。

附：麦芽

【性味】甘，平。

【功能主治】生麦芽健脾和胃，疏肝行气，用于脾虚食少、乳汁郁积。炒麦芽行气消食回乳，用于食积不消、妇女断乳。焦麦芽消食化滞，用于食积不消、脘腹胀痛。

小麦

【性味】甘，凉。

【功能与主治】养心，除热，止渴，敛汗。用于脏躁、烦热、消渴、多汗、泄利、痈肿、外伤出血、烫伤。

《本草纲目》：新麦性热，陈麦平和。

附：面粉

【性味】甘、温。

【功能主治】补虚益气，助五脏厚肠胃。

附：浮小麦

【性味】甘，凉。

【功能主治】除虚热，止汗。主治阴虚发热、盗汗、自汗。

荞麦

【性味】甘，凉。

【功能主治】开胃宽肠，下气消积。治肠胃积滞、慢性泄泻、噤口痢疾。

绿豆

【性味】甘，凉。

【功能主治】清热解毒，消暑利水。用于暑热烦渴、丹毒、痈肿、水肿、泻痢、药食中毒。

附：绿豆衣

【性味】甘，寒。

【功能主治】消暑止渴，清热解毒，利尿，消肿。用于暑热烦渴、水肿、食物中毒。

附：绿豆芽菜

【性味】甘，微寒。

【功能主治】清利三焦，解热毒、酒毒。

黄豆

【性味】甘，平、微寒。

【功能主治】补益脾胃，利肠，消水肿。

附：豆腐

【性味】甘，寒。

【功能主治】益气和中，生津利尿，清热降火。

附：豆浆

【性味】甘，平。

【功能主治】补虚和胃，降血压，利肠，利尿。

附：大豆芽菜

【性味】甘，平、微寒。

【功能主治】除胃中积热，消水肿胀痛。

附：淡豆豉

【性味】苦、辛，凉。

【功能主治】解表，除烦，宣发郁热。用于感冒、寒热头痛、烦躁胸闷、虚烦不眠。

◎ "五果为助"

"五果为助"是指枣、李、杏、桃等水果、坚果，有助养身的作用。水果含有丰富的维生素、膳食纤维、果糖、水分和有机酸等物质，故五果是平衡饮食中不可缺少的辅助食品。

温热性水果类

榴莲

【性味】甘，热。

【功能主治】滋阴强壮，疏风清热，利胆退黄，杀虫止痒，补身体。

桃

【性味】甘、酸，温。

【功能主治】润肺止咳，生津，通便。具有益气生津、润肠通便之功，是老年体虚、肠燥便秘的滋补佳品。

【注意】俗语：桃养人。桃适用于气血两亏、面黄肌瘦、心悸气短、便秘、瘀血肿痛等症状的人。

附：桃仁

【性味】苦、甘，平。

【功能主治】 活血祛瘀，润肠通便，止咳平喘。

核桃仁

【性味】甘，温。

【功能主治】补肾，温肺，润肠。用于肾阳不足、腰膝酸软、虚寒喘嗽、肠燥便秘。

【备注】 补虚宜去皮，止喘宜留皮。

附：分心木（胡桃果核的干燥木质隔膜）

【性味】苦、涩，平。

【功能主治】 补肾涩精。用于肾虚遗精、滑精、遗尿、尿血、泻痢。

山楂

【性味】酸、甘，微温。

【功能主治】消食健胃，行气散瘀，化浊降脂。用于肉食积滞、胃脘胀满、泻痢腹痛、心腹刺痛、胸痹心痛、疝气疼痛、高脂血症。焦山楂消食导滞作用增强，用于肉食积滞、泻痢不爽。

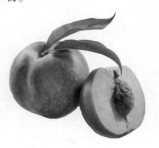

杏

【性味】甘、酸，温。

【功能主治】生津止渴，润肺定喘，通肺气。可作为肺病咳喘、咽干口渴的辅助治疗。可洗净生食，也可做成杏脯、果酱食用。

附：苦杏仁（北杏）

【性味】苦，微温。

【功能主治】降气止咳平喘，润肠通便。用于咳嗽气喘、胸满痰多、肠燥便秘。

【注意】 内服不宜过量，以免中毒。

附：甜杏仁（南杏)

【性味】甘，平。

【功能主治】止咳平喘，润肠通便。用于肺虚咳嗽、便秘。

李

【性味】甘、酸，微温。

【功能主治】生津止渴。

樱桃

【性味】甘、涩，温。

【功能主治】补血益肾，补中益气，健脾和胃，生津止渴，开胃止泻。用于脾虚泄泻，肾虚遗尿。

【注意】小儿多食易发虚热；热性病及虚热咳嗽者要忌食。

栗仁（板栗）

【性味】甘，温。

【功能主治】 益肾气，厚肠胃，壮腰膝，强筋骨。用于脾虚泄泻、反胃呕吐、腰膝酸软、筋骨折伤肿痛。对于小儿发育迟缓、老人腰酸咳喘、病后体虚食少等，均可起到滋补强壮的作用。一般炒熟食用，也可煮粥或做成窝头食。

附：板栗壳（风栗壳）

【性味】涩、甘，平。

【功能主治】清热散结，化痰止咳，降逆生津，止血。用于慢性气管炎、咳嗽痰多、淋巴结炎、腮腺炎、百日咳、反胃、呕哕、消渴、瘰疬、衄血、便血。

大枣（红枣）

【性味】甘，温。

【功能主治】补中益气，养血安神。用于脾虚食少、乏力便溏、妇人脏躁。

黑枣

【性味】甘，温。

【功能主治】补脾胃，调和诸药。用于脾虚食少、体倦乏力、紫癜。

龙眼肉（圆肉）

【性味】甘，温。

【功能主治】补益心脾，养血安神。用于气血不足、心悸怔忡、健忘失眠、血虚萎黄。

荔枝

【性味】甘、微酸，温。

【功能主治】鲜荔枝肉益气，补脾养血，止渴生津。干荔枝肉温肾补脾。

【注意】肝火热盛者不宜多食；小儿痘疮忌食；荔枝其性偏热，多食令人发虚热或导致牙龈肿痛或衄血；空腹食用大量荔枝，易引发"荔枝病"——低血糖反应；儿童、孕妇、低血糖或糖尿病患者慎用。

附：荔枝核

【性味】甘、微苦，温。

【功能主治】行气散结，祛寒止痛。用于寒疝腹痛、睾丸肿痛。

松子仁（海松子）

【性味】甘，温。

【功能主治】滋阴润肺，滑肠通便，润燥，养血，祛风。用于身体虚弱、肺燥咳嗽、便秘、诸风头眩、骨节风、风痹。

橘（柑）

【性味】甘、酸，温。

【功能主治】生津止渴，利肠胃，解酒。具开胃理气、止咳润肺、解酒醒神之功效。主治呕逆食少、口干舌燥、肺热咳嗽、饮酒过度等病症。

【注意】过量食用，易生湿热。

附：陈皮（陈皮、广陈皮）

【性味】苦、辛，温。

【功能主治】理气健脾，燥湿化痰。用于脘腹胀满、食少吐泻、咳嗽痰多。

附：青皮（干燥幼果或未成熟果实的果皮)

【性味】苦、辛，温。

【功能主治】疏肝破气，消积化滞。用于胸胁胀痛、疝气疼痛、乳癖、乳痈、食积气滞、脘腹胀痛。

附：橘核（果核）

【性味】苦，平。

【功能主治】理气，散结，止痛。用于疝气疼痛、睾丸肿痛、乳痈乳癖。

附：橘络（果皮内层的干燥筋络）

【性味】甘、苦，平。

【功能主治】通络，化痰，理气。用于经络气滞、久咳胸痛、乳腺增生。

金橘

【性味】甘、酸，微辛，微温。

【功能主治】化痰下气，宽胸利膈，消食，生津止渴。

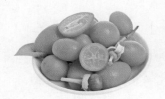

杨梅

【性味】甘、酸，温。

【功能主治】生津止渴，和胃消食，祛痰止呕。

【注意】杨梅不宜多食，多食令人发热、长疮。

石榴

【性味】甘、酸、涩，温。

【功能主治】收敛，固肠，止泻，生津止渴，润肺止咳。

附：番石榴

【性味】甘、涩，平。

【功能主治】收敛止泻。

【注意】多食番石榴易引起便秘；实热积滞及大便秘结者不宜食用。

红毛丹

【性味】甘、酸，温。

【功能主治】滋养强壮，健脾止泻。用于贫血、脾虚久泻、气虚胃寒等病症。

【注意】多吃易上火；糖尿病患者不宜食用。

🍲 平性水果类

苹果

【性味】甘、微酸，平。

【功能主治】健胃生津，健脾润肺，补气止泻，是老幼病弱皆宜的果中佳品。对于腹胀纳呆、神倦体弱者甚宜。

葡萄

【性味】甘、微酸，平。

【功能主治】益气补血，生津止渴，充饥，利小便，安胎，透疹。用于气血虚弱、肺虚咳嗽、心悸盗汗、贫血、头晕。

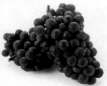

梅（青梅）

【性味】酸、涩，平。

【功能主治】生津止渴，消食醒胃，敛肺止咳，涩肠止泻，安蛔祛虫。

【注意】多食易损齿、伤筋。

橄榄

【性味】甘、酸、涩，平。

【功能主治】清热解毒，利咽，生津止渴，醒酒。

【注意】胃寒痛者不宜食用。

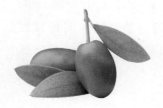

橙

【性味】甘、微酸，平。

【功能主治】润肺生津，止咳化痰，消食，解酒。

枇杷

【性味】甘、酸，平。

【功能主治】润肺止咳，生津止渴，下气，降逆，和胃。

附：枇杷叶

【性味】苦，微寒。

【功能主治】清肺止咳，降逆止呕。用于肺热咳嗽、气逆喘急、胃热呕逆、烦热口渴。

柠檬

【性味】酸，平。

【功能主治】行气健胃，生津止渴，化痰止咳，安胎，醒脑。

大蕉（芭蕉）

【性味】甘、微酸，平。

【功能主治】和脾胃，润肠，降压。

附：香蕉

【性味】甘，寒。

【功能主治】清热润肺，利肠，除烦渴，解酒毒，降压。

【注意】肺脾虚寒、大便稀溏者不宜食香蕉。

阳桃

【性味】甘、酸，平。

【功能主治】清肺胃热，消食，下气除痰，生津止渴。

黄皮

【性味】甘、微酸、微苦，辛，平。

【功能主治】生津止渴，健胃助消化，顺气，化痰，止咳。

蓝莓

【性味】甘，平。

【功能主治】增强人机体免疫力，提高脑力，保护视力，强心，抗癌，软化血管。

【注意】腹泻时勿食蓝莓。

无花果

【性味】甘，平。

【功能主治】清心润肺，除痰火，健胃消食，润肠通便，利咽喉。

【注意】脾胃虚寒者慎服。

苹婆（凤眼果/种仁）

【性味】甘，平。

【功能主治】益气健脾，固肾，止泄泻。

附：苹婆（果壳）

【性味】甘，温。

【功能主治】温胃，止痢，杀虫。治虫积腹痛、反胃吐食、痢疾、疝痛。

椰子

【性味】内胚乳（椰子肉）甘，平；椰子水甘，凉。

【功能主治】椰子肉有补虚强壮、益气养颜、消疳杀虫的功效，久食能令人面部润泽，益人气力及耐受饥饿。椰子水有清肺胃热、消暑解渴的功效，主治暑热类渴、津液不足之口渴。椰子壳油治癣，疗杨梅疮。

甘蔗

【性味】甘，凉。

【功能主治】清热生津，润燥和中，解毒。主治烦热、消渴、呕吐、反胃、干咳、大便燥结、痈疽疮肿。

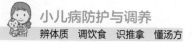

附：甘蔗渣

【性味】甘，寒。

【功能主治】清热解毒，用于秃疮、痈疽、疔疮。

附：竹蔗

【性味】甘，凉。

【功能主治】清热润肺，生津止渴，解毒利尿。

🍃 寒凉性水果类

菠萝（凤梨）

【性味】甘、酸，微寒。

【功能主治】清热解暑，生津止渴，开胃消食，通利大小便。

【注意】胃肠湿热者不宜多食菠萝；去皮去菠萝钉（眼）后，要浸泡盐水后才可食用；对菠萝过敏人士慎食。

番荔枝（释迦）

【性味】甘，寒。

【功能主治】补脾胃，清热解毒，杀虫。用于恶疮肿痛、肠寄生虫病。

附：番荔枝子

【性味】苦，寒。

【功能主治】消积杀虫。用于恶疮肿痛、驱虫。外用杀虫、蝇。

杧果

【性味】甘、酸，凉。

【功能主治】润肺化痰，生津止渴，和胃。

【注意】胃寒滞或胃肠湿热者不宜多食用。

附：杧果叶

【性味】甘、酸，凉、平。

【功能主治】行气疏滞，去瘀积。用于热滞腹痛、气胀、小儿疳积、消渴。

附：杧果核

【性味】酸涩，平。

【功能主治】清热消滞，行气。用于疝气、食滞。

木瓜

【性味】甘，平、微寒。

【功能主治】健脾胃，消肉食积滞，润肺止咳，下乳。

西瓜

【性味】甘，寒。

【功能主治】清热解暑，生津止渴，宽中下气。

【注意】西瓜性寒凉，有"天生白虎汤"之称。体质虚寒、脾胃薄弱者，不宜食用。

附：翠衣（西瓜皮）

【功能主治】清热利尿，解暑止渴。用于暑热头晕、口渴身热、水肿泄泻。

梨

【性味】甘、微酸，寒。

【功能主治】清心润肺，消痰降火，生津止渴，除烦热，解酒，利大小便。用于热病后期伤津所致的烦热口渴，也可作为秋燥咳嗽、肺痨暗哑的食疗果品。

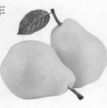

柿子

【性味】甘、涩，寒。

【功能主治】清热润肺，生津解渴，降血压。

【注意】体弱多病、产后病后及外感风寒者不宜食用；空腹时不宜食用；柿与蟹同食易腹痛作泻，用木香煎水内服可解。

附：柿饼

【性味】甘、涩，平。

【功能主治】健脾，止呃逆，涩肠止泻。

附：柿蒂

【性味】苦、涩，平。

【功能主治】降逆止呃。

附：柿霜

【性味】甘，凉。

【功能主治】清热润燥，止咳化痰。用于肺热燥咳、咽干喉痛、口舌生疮。

附：柿叶

【性味】苦，寒。

【功能主治】清肺止咳，凉血止血，活血化瘀。用于肺热咳喘、肺气胀、各种内出血、高血压、津伤口渴。

猕猴桃（奇异果）

【性味】酸、甘，寒。

【功能主治】调中下气，生津止渴，解热除烦。

【注意】多食易冷脾胃。

火龙果

【性味】甘，凉。

【功能主治】清火凉血，润肠通便，生津止渴。

柚

【性味】甘、酸，微寒。

【功能主治】润肺止咳，健脾消食，解酒。

附：柚果（未成熟果实，橘红胎）

【性味】辛、甘、苦，温。

【功能主治】燥湿化痰，宽中行气，消食。用于风寒咳嗽，喉痒痰多，气郁胸闷，脘腹冷痛，呕恶泄泻。

附：柚核

【性味】苦、辛。

【功能主治】行气止痛。

草莓

【性味】甘、酸，凉。

【功能主治】润肺生津，健脾解酒，补血降脂，清肠通便。用于无痰干咳、酒醉、暑热烦渴、便秘、体虚、贫血。

桑椹

【性味】甘、酸，寒。

【功能主治】滋阴补血，生津润燥。用于肝肾阴虚、眩晕耳鸣、心悸失眠、须发早白、津伤口渴、内热消渴、肠燥便秘。

附：桑叶

【性味】甘、苦，寒。

【功能主治】疏散风热，清肺润燥，清肝明目。用于风热感冒、肺热燥咳、头晕头痛、目赤昏花。

附：桑枝（嫩枝）

【性味】微苦，平。

【功能主治】祛风湿，利关节。用于风湿痹病，肩臂、关节酸痛麻木。

附：桑白皮（根皮）

【性味】甘，寒。

【功能主治】泻肺平喘，利水消肿。用于肺热喘咳、水肿胀满尿少、面目肌肤浮肿。

山竹

【性味】甘、酸，凉。

【功能主治】清热泻火，生津止渴，化痰止咳。

【注意】消渴患者、脾虚久泻者、

女子月经期或寒性痛经者不宜食用。可解榴莲的燥热之性。

哈密瓜

【性味】甘，寒。

【功能主治】利尿止渴，除烦防暑。用于中暑口渴、小便不利、口舌生疮。

荸荠（马蹄）

【性味】甘，寒。

【功能主治】清热生津，凉血解毒，化湿祛痰，消食除胀。

西梅

【性味】甘、酸，凉。

【功能主治】清热生津，降压，安神，可缓解便秘。

菱角

【性味】甘，凉。

【功能主治】清暑热，止渴，利尿，解酒毒。菱角生食解暑止渴，熟食益脾胃。

莲雾（洋蒲桃）

【性味】甘，平。

【功能主治】宁心安神，清热利尿。

附：洋蒲桃叶或树皮

【性味】苦，寒。

【功能主治】泻火解毒，燥湿止痒。用于口舌生疮、鹅口疮、疮疡湿烂。

◎ "五畜为益"

　　"五畜为益"指牛、羊、猪、鸡等禽畜肉类食品，现代泛指牲畜、家禽、水产海鲜等，对人体有补益作用，可补充五谷营养的不足，均衡饮食结构。动物性食物多为高蛋白、高脂肪、高热量，还有人体必需的氨基酸，是维持正常生理代谢及增强机体免疫力的重要营养物质。

温热性禽畜水产类

牛肉

【性味】（水牛）甘、平；（黄牛）甘、温。

【功能主治】补脾胃，益气血，壮筋骨，除湿气，消水肿。

【注意】牛肉燥热。生疮毒、湿疹瘙痒者不宜食用；咽喉肿痛、胃肠湿热者不宜多食。

附：牛腩

【性味】甘，温。

【功能主治】健脾固肾。用于脾肾虚弱、贫血眩晕、胃寒呕吐者。

附：牛蹄筋

【性味】甘，温。

【功能主治】益气补虚、温中、壮筋骨。用于虚劳羸瘦、腰膝酸软、腹痛寒疝。

附：牛肚

【性味】甘，平。

【功能主治】补脾胃，助消化。治病后体弱、食欲不振。

附：牛肝

【性味】甘、微苦，温。

【功能主治】养血补肝，明目。

附：牛骨髓

【性味】甘，温。

【功能主治】补肾益精，填髓强骨，润肺健胃，补虚。常用于精髓亏虚所致的痿症，症见肢体痿弱、肌肉瘦削。

附：牛奶

【性味】甘，微寒。

【功能主治】健脾胃，养心肺，润肤养颜，润肠通便，解毒。

【注意】胃虚寒泄泻者不宜多用；胃寒者饮用时可加少许姜汁。

羊肉

【性味】甘，温。

【功能主治】温中壮阳，益气血，补虚劳，祛寒冷，健体力，益精血。常用于肾虚腰痛、病后体虚等症辅助食疗。

【注意】感冒发热及疮毒患者，不宜食用。

附：羊肚

【性味】甘，温。

【功能主治】健脾胃，止盗汗。用于久病后体虚、食少、反胃。

附：羊肝

【性味】甘、微苦，凉。

【功能主治】补肝养血，明目。清肝经受邪引起的目疾，治肝虚目暗、热病后失明、视物不清、夜盲、疳眼。

附：羊骨髓

【性味】甘，温。

【功能主治】补肾髓，强筋骨，通督脉。用于腰痛下痢、白浊、遗精。

附：羊奶

【性味】甘，温。

【功能主治】润心肺，益精气，补肾虚，治消渴。

雄鸡（公鸡）

【性味】甘，温。

【功能主治】温中益气，补精添髓。用于虚劳羸瘦，中焦虚寒，胃呆纳少，泄泻，下痢，水肿，小便频数，病后虚弱。

【注意】公鸡性燥热，动风，不宜多食。

附：母鸡

【性味】甘，平。

【功能主治】益肾养血，健脾胃，疗虚损。善补五脏。

附：乌骨鸡

【性味】甘，平。

【功能主治】补肝肾，益气血，退虚热。用于虚劳羸瘦、骨蒸劳热、消渴、遗精、滑精、久泻、久痢、崩中、带下。

附：鸡蛋

【性味】甘，平。

【功能主治】益气养血，宁心安神，滋阴解毒，安胎。

鸡蛋清：甘凉，有清热润肺、解毒消炎作用。

鸡蛋黄：甘平，有滋阴养血、补脑、宁心安神之效，最宜婴幼儿适量食用，为平补身、心、脑的佳品。

附：鸡内金

【性味】甘，平。

【功能主治】健胃消食，涩精止遗，通淋化石。用于食积不消、呕吐泻痢、小儿疳积、遗尿、遗精、石淋涩痛、胆胀胁痛。

鹧鸪

【性味】甘，温。

【功能主治】补五脏，益气力，化积痰，滋养补虚。用于体虚乏力，失眠，胃病，下痢，小儿疳积，咳嗽痰多，百日咳。

【注意】《本草纲目》"鹧鸪补五脏、益心力""一鸪顶九鸡"之说，竹笋与鹧鸪肉不可同食，同食令人腹胀。

洋鸭（番鸭）

【性味】甘，温。

【功能主治】补肾，缩尿，益气。用于肾虚、腰膝无力、小儿遗尿。

草鱼（鲩鱼）

【性味】甘，温。

【功能主治】暖胃和中，补益气血，祛风治痹，明目。用于体虚胃弱、营养不良。

【注意】治虚劳及风虚头痛。其头蒸食尤良。鱼胆有毒。

鲢鱼（鳊鱼）

【性味】甘，温。

【功能主治】温中益气，暖胃泽肤。用于脾胃虚弱、面黄羸瘦、气短食少者。

【注意】体胖蕴热，或患痘疹、疟疾、痢疾、目疾及疮疡者慎服。

鳙鱼（大头鱼）

【性味】甘，温。

【功能主治】温中暖胃，补虚损，去头眩，益脑髓，鱼头祛头风。可用于咳嗽、水肿、肝炎、眩晕、肾炎和身体虚弱。

【注意】鱼胆有毒；热病及有内热者，荨麻疹、癣病、瘙痒性皮肤病者应忌食。

鲤鱼

【性味】甘，温。

【功能主治】健脾和胃，利水下气，通乳，安胎。

【注意】鲤鱼易动风火，发痼疾；痈疽、疮毒患者不宜食用。风热者慎用。

鲮鱼

【性味】甘，温。

【功能主治】益气活血，健筋骨，通小便。用于小便不利、热淋、膀胱结热、脾胃虚弱。

【注意】鲮鱼燥火，不宜多食；阴虚喘嗽忌之。

鳝鱼（黄鳝）

【性味】甘，温。

【功能主治】益气血，补肝肾，强筋骨，祛风湿。用于虚劳、疳积、腰痛、腰膝酸软、风寒湿痹。

【注意】虚热及外感病患者慎用。

蛇（乌梢蛇）

【性味】甘，平。

【功能主治】祛风，通络，止痉。用于风湿顽痹、麻木拘挛、破伤风、麻风、疥癣、瘰疬恶疮。

附：水蛇

【性味】甘、咸，寒。

【功能主治】祛风除湿，止痒。主治皮肤瘙痒、湿疹、疥疮。

附：蛇胆

【性味】甘、微苦，寒。

【功能主治】清热解毒，化痰镇痉，泻肝明目。用于高热发狂、痰多咳嗽、眼雾不明、痔疮红肿、热疮、痱子。

附：蛇蜕

【性味】咸、甘，平。

【功能主治】祛风，定惊，退翳，解毒。用于小儿惊风、抽搐痉挛、翳障、喉痹、疔肿、皮肤瘙痒。

附：海蛇

【性味】甘、咸，微温。

【功能主治】补肝益肾，祛风除湿，通络止痛，解毒止痒。用于肝肾不足、筋骨痿软、小儿发育不良、风湿痹痛、肢体麻木、腰膝酸痛、疥癣、湿痒、恶疮。

龟（乌龟、黄喉水龟、黄缘闭壳龟）

【性味】甘，温。

【功能主治】滋阴潜阳，益肾强骨，养血补心。用于阴虚劳热，骨蒸盗汗，头晕目眩，筋骨痿软，心虚健忘，久咳咯血，久疟，血痢，肠风痔血。

【注意】草龟多作食用，有滋阴解毒作用；乌龟种类较多，功效各有所侧重；金钱龟价格昂贵，清血解毒作用最好；鹰嘴龟滋阴补血作用较强。感冒热邪未清，不宜食用。

附：龟甲

【性味】咸、甘，微寒。

【功能主治】滋阴潜阳，益肾强骨，养血补心。用于阴虚潮热、骨蒸盗汗、头晕目眩、虚风内动、筋骨痿软、心虚健忘。

鳄鱼肉

【性味】甘，酸，微温。

【功能主治】补肺健脾，增强免疫功能，防治哮喘、慢性支气管炎。

石斑鱼（石斑、青斑）

【性味】甘，温。

【功能主治】潜阳，养血，安神。用于神志不安、心悸、失眠、健忘、头晕。

马鲛鱼（鲅鱼）

【性味】甘，温。

【功能主治】强壮，提神，防老。用于产后虚弱、神经衰弱、疥疮。

海马

【性味】甘，咸，温。

【功能主治】温肾壮阳，散结消肿。用于阳痿、遗尿、肾虚作喘、症瘕积聚、跌扑损伤；外治痈肿疔疮。

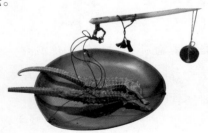

淡菜（贻贝）

【性味】甘，温。

【功能主治】补肝肾，益精血。用于虚劳羸瘦、眩晕、盗汗、腰痛、吐血。

干贝（江瑶柱、扇贝柱）

【性味】甘、咸，微温。

【功能主治】滋阴养血，补肾调中。用于消渴、肾虚尿频、食欲不振。

虾

【性味】甘、咸，温。

【功能主治】益肾壮阳，健胃，通乳。用于疲乏无力、乳汁稀少、食欲缺乏、脱发。

【注意】宿疾者、正值上火之时不宜食虾；患过敏性鼻炎、支气管炎、反复发作性过敏性皮炎的人群不宜吃虾；虾为动风发物，患有皮肤疥癣者忌食。

龙虾

【性味】甘、咸，温。

【功能主治】补肾壮阳，滋阴安神。用于阳痿、筋骨疼痛、手足搐搦、神经衰弱、皮肤瘙痒、头疮、疥癣。

➥ 平性禽畜水产类

鹅

【性味】甘，平。

【功能主治】补虚益气，和胃止渴，利五脏。用于虚羸、消渴。鹅血解毒，散血，消坚，用于噎膈反胃、药物中毒；鹅掌补气益血，用于年老体弱、病后体虚。

【注意】温热内蕴、皮肤疮毒、瘙痒症者不宜食用。

附：鹅蛋

【性味】甘，温。

【功能主治】补五脏，补中气。

鸭

【性味】甘、咸，平。

【功能主治】滋阴养胃，利水消肿。用于劳热骨蒸、咳嗽、水肿。鸭血咸凉，补血解毒，用于劳伤吐血、贫血虚弱、药物中毒。

【注意】鸭肉肥腻滋阴，多食易滞气，外感未清、大便溏烂者不宜食用；脾胃虚弱者不宜食用。

附：鸭蛋

【性味】甘，凉。

【功能主治】滋阴，清肺，平肝，止泻。用于胸膈结热、肝火头痛眩晕、喉痛、齿痛、咳嗽、泻痢。

【注意】生疮、化脓、溃疡者不宜食用。

鸽

【性味】甘、咸，平。

【功能主治】滋阴益气，祛风解毒。用于虚羸、消渴、久疟。

【注意】多食易气壅。

附：鸽蛋

【性味】甘、咸，平。

【功能主治】补肾益气，解疮痘毒。

燕窝

【性味】甘，平。

【功能主治】养阴润燥，益气补中。用于肺虚咳嗽、咯血、口干、津少、久痢、久疟、噎膈反胃。

鹌鹑

【性味】甘，平。

【功能主治】益气，止痢，壮筋骨。用于脾虚泻痢、小儿疳积、风湿痹证。

附：鹌鹑蛋

【性味】甘，平。

【功能主治】补虚，健胃。用于体虚肺痨、胃脘痛、肋膜炎、心悸失眠、体倦食少，有"动物人参"之称。

泥鳅

【性味】甘，平。

【功能主治】补益脾气，利水，解毒。用于脾虚泻痢、热病口渴、消渴、小儿盗汗水肿、小便不利、痔疮、疔疮、皮肤瘙痒。

鲫鱼

【性味】甘，平。

【功能主治】健脾和胃，利水消肿，通血脉。用于脾胃虚弱、少食乏力、呕吐或腹泻，脾虚水肿、小便不利，气血虚弱、乳汁不通，便血、痔疮出血、痈肿、瘰疬等。

鳜鱼（桂花鱼）

【性味】甘，平。

【功能主治】补气血，益脾胃，补虚劳。用于虚劳羸瘦、脾胃虚弱、肠风便血。常食滋补健身，益气力。

鲈鱼

【性味】甘，平。

【功能主治】益脾胃，补肝肾，健筋骨。用于脾虚泻痢、消化不良、疳积、百日咳、水肿、筋骨痿弱。

鳗鱼（白鳝、鳗鲡）

【性味】甘，平。

【功能主治】补虚润肺，祛风通络，解毒。用于病后体虚、贫血、神经衰弱、气管炎、面神经麻痹、骨节疼痛、疮疖、痔瘘。

【注意】痰湿内蕴、脾虚泄泻不宜多食；易助热发疮。

塘虱（胡子鲇）

【性味】甘，平。

【功能主治】益肾，调中养血，止血。用于久病体虚、腰膝酸痛、小儿疳积、哮喘、衄血。

黄花鱼（大黄鱼、石首鱼）

【性味】甘，平。

【功能主治】健脾益气，开胃，补虚益精，安神止痢。对贫血、失眠、头晕、食欲不振及妇女产后体虚有良好疗效。

【注意】哮喘患者和过敏体质的人应慎食；急慢性皮肤病患者忌食；支气管哮喘、癌症、淋巴结核、红斑狼疮、肾炎、血栓闭塞性脉管炎患者忌食。

带鱼

【性味】甘，平。

【功能主治】补虚，解毒，止血。用于病后体虚、产后乳汁不足、疮疖痈肿、外伤出血。

鳖

【性味】甘，平。

【功能主治】滋阴凉血。用于骨蒸劳热、久疟、久痢。

附：鳖甲

【性味】咸，微寒。

【功能主治】滋阴潜阳，退热除蒸，软坚散结。用于阴虚发热、骨蒸劳热、阴虚阳亢、头晕目眩、虚风内动、癥瘕。

蛤蚧

【性味】咸，平。

【功能主治】补肺益肾，纳气定喘，助阳益精。用于肺肾不足、虚喘气促、劳嗽咯血、遗精。

海参

【性味】甘、咸，平。

【功能主治】补肾益精，养血润燥，止血。用于精血亏损、虚弱劳怯、小便频数、肠燥便秘、肺虚咳嗽咯血、肠风便血、外伤出血。

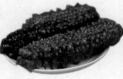

海蜇

【性味】咸，平。

【功能主治】清热，化痰，消积，润肠。用于痰咳、哮喘、痞积胀满、大便燥结、高血压病。

【注意】脾胃寒弱勿食。

鲍鱼

【性味】甘、咸，平。

【功效主治】滋阴养血，柔肝潜阳，益精明目。主治肝肾阴虚、骨蒸劳热、咳嗽，以及视物昏暗等。

附：石决明（鲍鱼贝壳）

【性味】咸，寒。

【功能主治】平肝潜阳，清肝明目。用于头痛眩晕、目赤翳障、视物昏花。

牡蛎（肉）

【性味】甘、咸，平。

【功能主治】滋阴养血。用于烦热失眠、心神不安、丹毒。

附：牡蛎（壳）

【性味】咸，微寒。

【功能与主治】重镇安神，潜阳补阴，软坚散结。用于惊悸失眠、眩晕耳鸣、瘰疬痰核、症瘕痞块。煅牡蛎收敛固涩，制酸止痛，用于自汗盗汗、胃痛吞酸。

墨鱼（乌贼）

【性味】咸，平。

【功能主治】养血滋阴。

【注意】易动风气，不可久食。

附：乌贼墨

【功能主治】收敛止血。用于消化道出血、肺结核咯血。

附：海螵蛸（骨状内壳）

【性味】咸、涩，温。

【功能主治】收敛止血，涩精止带，制酸止痛，收湿敛疮。用于吐血衄血、胃痛吞酸。外治损伤出血、湿疹湿疮。

章鱼

【性味】甘、咸，平。

【功能主治】养血，通乳，解毒，生肌。主治血虚经行不畅、产后缺乳、疮疡久溃。

【注意】有荨麻疹者不宜用。

🍂 寒凉性禽畜水产类

猪肉

【性味】甘、咸，微寒。

【功能主治】补虚，滋阴，润燥。用于体虚羸瘦、热病伤津、燥咳、消渴、便秘。

【注意】湿热、痰滞内蕴者慎用。

附：猪心

【性味】甘、咸，平。

【功能主治】养心血、宁心安神，定惊。用于心悸怔忡、惊恐失眠、贫血。

附：猪肝

【性味】甘，微苦，温。

【功能主治】补肝，养血健脾，明目。用于肝虚目疾、贫血。

【注意】猪肝性温燥，易动肝火，肝火盛、烦躁者不宜食用。

附：猪脾（猪横脷）

【性味】甘，平。

【功能主治】益脾胃，助消化。多用于小儿脾胃虚弱、饮食不化、食欲减退。猪脾、猪胃与粳米煮粥，有疗补脾胃的作用。

附：猪肺

【性味】甘，微寒。

【功能主治】补肺、止咳、止血。用于肺虚咳嗽、久咳咯血。

附：猪肾（猪腰）

【性味】咸，平。

【功能主治】补肾益精，利水。用于肾虚腰痛、遗精盗汗、耳聋、身面浮肿。

附：猪胃（猪肚）

【性味】甘，温。

【功能主治】健脾开胃，补虚损，消积滞，助消化。

附：猪膀胱（猪小肚）

【性味】甘、咸，微寒。

【功能主治】缩小便，通淋。治遗尿，淋痛。

附：猪肠（大肠）

【性味】甘，微寒。

【功能主治】润肠治燥。用于便血、血痢、痔疮、脱肛。

附：猪脑

【性味】甘，微寒。

【功能主治】滋肾补脑髓，益虚劳。用于头晕头痛。

附：猪蹄（猪手、猪脚）

【性味】甘、咸，微寒。

【功能主治】补血，通乳，托疮痛。用于妇人乳少、痈疽、疮毒。

【注意】疮疡初起者不宜食用。

附：猪骨

【性味】涩，平。

【功能主治】壮腰膝，强筋骨。用于骨折久治不愈。

附：猪皮

【性味】甘，凉。

【功能主治】清热养阴，利咽，止血。用于咽痛、吐血、衄血。

附：猪血

【性味】咸，平。

【功能主治】补血，生血，养心，解毒，利大肠，去积垢。

附：火腿

【性味】甘、咸，温。

【功能主治】健脾开胃，滋肾益精，补气养血。用于虚劳、怔忡、虚痢泄泻、腰脚软弱、漏疮。

【注意】外感未清，湿热内恋，积滞未净，胀闷未消者均忌食。

附：猪脊髓

【性味】甘，寒。

【功能主治】补阴益髓。用于骨蒸劳热、消渴、疮。

兔

【性味】甘，凉。

【功能主治】益气血，健脾胃，解热毒，止渴。用于热气湿痹、热毒。

【注意】脾胃虚寒者不宜食用。

乌鳢（生鱼、黑鱼）

【性味】甘，凉。

【功能主治】收敛生肌，健脾利

水，通气消胀，祛风除湿。用于促进术后及创伤后伤口愈合。亦可治水肿、湿痹、脚气、痔疮。

蟹

中华绒毛螯蟹（大闸蟹、河蟹）、溪蟹

【性味】咸，寒。

【功能主治】清热，散瘀，消肿解毒。用于湿热黄疸、筋骨损伤、痈肿疔毒。

【注意】脾胃虚寒者慎用。

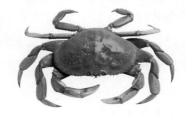

田螺

【性味】甘、咸，寒。

【功能主治】清热，利水，止渴，解毒。用于小便赤涩、目赤肿痛、黄疸、脚气、浮肿、消渴、痔疮、疔疮肿毒。

螺蛳（石螺）

【性味】甘、咸，寒。

【功能主治】清热，利水，止渴，解毒。用于小便赤涩、目赤肿痛、黄疸、脚气、浮肿、消渴、痔疮、疔疖肿毒。

【注意】田螺、石螺的肉不易消化，脾胃虚寒者不宜多食。

海螺

【性味】甘，凉。

【功能主治】清热明目。用于目痛、心腹热痛。

【注意】肠胃虚寒者忌之。

河蚌

【性味】甘、咸，寒。

【功能主治】清热滋阴，明目解毒，消肿止痛。用于烦热、消渴、痔瘘、目赤、湿疹。

蚬（河蚬）

【性味】咸，寒。

【功能主治】清热利湿，解毒。用于消渴、目黄、疔疮痈肿。

【注意】不宜多服；虚寒滑遗者禁用。

◎ "五菜为充"

"五菜为充"中的五菜是指葵、韭、薤、藿、葱等蔬菜。各种蔬菜均含有多种微量元素、维生素、纤维素等营养物质，有增食欲、充饥腹、助消化、补营养、防便秘、降血脂、降血糖、防肠癌等作用，对人体的健康十分有益。

☞ 温热性蔬菜类

韭菜

【性味】辛，温。

【功能主治】补肾，温中，散瘀解毒。主治肾虚、里寒腹痛、噎膈反胃、胸痹疼痛、气喘、衄血、吐血、尿血、痢疾、痔疮、痈疮肿毒、疥疮。

【注意】阴虚内热及疮疡、目疾患者慎用。

芥菜

【性味】辛、甘，温。

【功能主治】利肺豁痰，消肿散结。用于寒饮咳嗽、痰滞气逆、胸膈满闷、牙龈肿烂、痔肿。

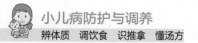

芫荽（香菜）

【性味】辛，温。

【功能主治】发表透疹，健胃。

葱

【性味】辛，温。

【功能主治】发表，通阳，解毒，杀虫。用于风寒感冒、阴寒腹痛、虫积内阻、小便不通、痢疾、肌肤肿痛。

薤头（荞头）

【性味】辛，温。

【功能主治】温中助阳，散结气。用于胸痹痛、胸闷胀满、除湿、久痢冷泻。

【注意】胃热口苦者不宜多食；发热病不宜食用。

洋葱

【性味】辛、甘，温。

【功能主治】健胃理气，杀虫，降血脂。用于食少腹胀、高脂血症。

辣椒

【性味】辛，热。

【功能主治】温中散寒，开胃消食。用于寒滞腹痛、呕吐、泻痢。

大蒜

【性味】辛，温。

【功能主治】解毒消肿，杀虫，止痢。用于痈肿疮疡、疥癣、肺痨、顿咳、泄泻、痢疾。

附：青蒜

【性味】辛，温。

【功能主治】醒脾气，消谷食。

生姜

【性味】辛，微温。

【功能主治】解表散寒，温中止呕，化痰止咳，解鱼蟹毒。用于风寒感冒、胃寒呕吐、寒痰咳嗽、鱼蟹中毒。

附：生姜皮

【性味】辛，凉。

【功能主治】行水消肿。用于浮肿、腹胀、痞满、小便不利。

附：干姜

【性味】辛，热。

【功能主治】温中散寒，回阳通脉，温肺化饮。用于脘腹冷痛、呕吐泄泻、肢冷脉微、寒饮喘咳。

平菇（侧耳，北风菌）

【性味】辛、甘，温。

【功能主治】驱风散寒，舒筋活络，补肾壮阳。用于腰腿疼痛、手足麻木、筋络不舒、腰膝无力。

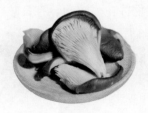

牛肝菌

【性味】微甘，温。

【功能主治】消食和中，祛风通络。用于食少腹胀、腰腿疼痛、手足麻木。

➥ 平性蔬菜类

南瓜

【性味】甘，平。

【功能主治】补中益气，生津止咳，消肿止痛。用于肺痈、消渴。

附：南瓜子

【性味】甘，平。

【功能主治】驱虫，消肿。用于绦虫病、蛔虫病、钩虫病、血吸虫病，四肢浮肿，痔疮等。

豆角（豇豆）

【性味】甘、咸，平。

【功能主治】健脾利湿，补肾涩精。用于脾胃虚弱、吐泻痢疾、肾虚腰痛、小便频数。

【注意】气滞便结者禁用。

荷兰豆（豌豆）

【性味】甘，平。

【功能主治】和中下气，利水，解毒。主治消渴、吐逆、泄利腹胀、脚气水肿、疮痈。

菜心（广东菜心）

【性味】甘，平。

【功能主治】清热，和脾胃，消食，通利大便。

油菜心（芸薹、菜薹）

【性味】辛、甘，平。

【功能主治】凉血止血，解毒消肿。用于血痢、丹毒、热毒疮肿、乳痈、风疹、吐血。

菠菜

【性味】甘，平。

【功能主治】解热毒，通血脉，利肠胃。用于头痛、目眩、目赤、夜盲症、消渴、便秘、痔疮。

椰菜（甘蓝、包心菜）

【性味】甘，平。

【功能主治】清热利湿，止痛，益肾通络。用于黄疸、胃脘胀痛、关节不利。

附：椰菜花

椰菜花味甘性平，功效与椰菜相近，其湿热之性较少。

大白菜（黄芽白、绍菜）

【性味】甘，平。

【功能主治】通利肠胃，养胃和中，利小便。

节瓜

【性味】甘、淡，平。

【功能主治】止渴生津，祛暑健脾，益胃，下气利水。

胡萝卜（红萝卜、金笋）

【性味】甘、辛，平。

【功能主治】健脾和中，滋肝明目，化痰止咳，清热解毒。用于脾虚食少、体虚乏力、脘腹痛、泻痢、视物昏花、咳喘、百日咳、咽喉肿痛、麻疹、水痘、疖肿。

芋头

【性味】甘、辛，平。

【功能主治】固脾止泻。用于脾虚不固所致的久泻、久痢。

附：芋梗

【性味】辛，平。

【功能主治】祛风，利湿，解毒，

化瘀。用于荨麻疹、过敏性紫癜、腹泻、痢疾、小儿盗汗、黄水疮、无名肿毒、蛇头疔。

山药（山药、铁棍山药、薯蓣）

【性味】甘，平。

【功能主治】补脾养胃，生津益肺，补肾涩精。用于脾虚食少久泻不止、肺虚喘咳、肾虚尿频、虚热消渴。

地瓜（番薯、甘薯、红薯）

【性味】甘，平。

【功能主治】补虚乏，益气力，健脾胃，强肾阴，通便。

马铃薯（土豆、洋芋、薯仔）

【性味】甘，平。

【功能主治】和胃健中，解毒消肿。用于胃痛、痄腮、痈肿、湿疹、烫伤。

【注意】马铃薯发芽或皮色变绿时，龙葵素的含量就会大量增加，主要集中在芽、芽根和绿色的表皮内，食用可引起中毒。

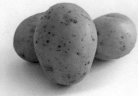

落花生（花生）

【性味】甘，平。

【功能主治】健脾养胃，润肺化痰。主治脾虚反胃、肺燥咳嗽、大便燥结。

附：花生衣

【功能主治】止血。用于消化道出血、肺结核、支气管扩张咯血、泌尿系出血、齿龈渗血、鼻衄、外伤性渗血、血小板减少性紫癜和过敏性紫癜等。

附：花生壳

【功能主治】敛肺止咳。用于久咳气喘、咳痰带血。

银耳（白木耳、雪耳）

【性味】甘、淡，平。

【功能主治】滋阴润肺，养胃生津。用于虚痨咳嗽、痰中带血、虚热口渴等症。

木耳

【性味】甘、平。

【功能主治】益气强身，活血，止血，舒筋活络。用于病后虚弱、抽筋麻木、腰腿疼痛。

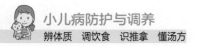

香菇（冬菇）

【性味】甘，平。

【功能主治】健脾益气，健胃消食。用于脾胃虚弱、食欲不振、身体虚弱等症。

蘑菇

【性味】甘，平。

【功能主治】消食，降压，安神。用于消化不良、高血压、神经衰弱。

猴头菇

【性味】甘，平。

【功能主治】行气消食，健脾开胃，安神益智。用于食积不消、脘腹胀痛、脾虚食少、失眠多梦。

羊肚菌

【性味】甘，平。

【功能主治】益肠胃，化痰理气。用于消化不良、痰多气短。

虫草菌（虫草花）

【性味】甘，平。

【功能主治】补肺益肾。用于营养不良、身体虚弱。

松茸（松口蘑）

【性味】甘，平。

【功能主治】益气健脾。用于神疲乏力、痰多气短。

茶树菇（柱状田头菇）

【性味】甘，平。

【功能主治】理气，利尿，渗湿。用于营养不良。

❧ 寒凉性蔬菜类

蕹菜（空心菜、通菜、瓮菜）

【性味】甘，寒。

【功能主治】凉血清热，利湿解毒。主治鼻衄、便血、尿血、便秘、淋浊、痔疮、痈肿。

【注意】虚寒者不宜多用。

芥蓝

【性味】甘、辛，凉。

【功能主治】解毒利咽，顺气化痰，平喘。用于风热感冒、咽喉痛、气喘。

【注意】体弱及痘疮者慎用。

奶白菜（小白菜）

【性味】甘、微寒。

【功能主治】清肺胃热，解毒，通利肠胃。

【注意】肺脾虚寒者不宜多食。

西洋菜

【性味】甘、淡，凉。

【功能主治】清肺凉血，利尿，解毒。用于肺热燥咳、淋症、疔毒肿痛、皮肤瘙痒。

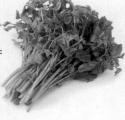

苋（苋菜、雁来红）

【性味】甘，微寒。

【功能主治】清热解毒，通利二便。主治痢疾、二便不通。

马齿苋（瓜子菜）

【性味】酸，寒。

【功能主治】清热解毒，凉血止血，止痢。用于热毒血痢、痈肿疔疮、湿疹、丹毒、便血、痔血。

生菜（白苣）

【性味】苦、甘，寒。

【功能主治】清热解毒，止渴。用于热毒疮肿、口渴。

藤菜（潺菜）

【性味】甘，寒。

【功能主治】凉血，清热，滑肠，解毒。

【注意】体质虚弱者不宜。

苦苣（苦麦菜）

【性味】甘、苦，寒。

【功能主治】清热解毒。用于黄疸、胃炎、痢疾、肺热咳嗽、肠痈。

芹菜

【性味】辛、微甘，凉。

【功能主治】清热透疹，平肝，安神。用于麻疹初期、肝阳上亢、失眠多梦。

茼蒿

【性味】辛、甘，凉。

【功能主治】和脾胃，消痰饮，安心神。用于脾胃不和、二便不通、咳嗽痰多、烦热不安。

芦笋

【性味】甘，寒。

【功能主治】养阴生津，清热化痰。用于燥热痰咳、胃热口渴。

莙荙菜（猪母菜）

【性味】甘、苦，寒。

【功能主治】清热解毒，行瘀止血。用于时行热病、痔疮、麻疹透发不畅、吐血、热毒下痢、淋浊、痈肿。

竹笋（毛笋、茅竹笋）

【性味】甘，微寒。

【功能主治】消胀。用于食积腹胀。

【注意】小儿脾虚，多食难化。

白瓜（越瓜）

【性味】甘，寒。

【功能主治】清热，生津，利尿。用于治烦热口渴、小便不利、口疮。

粉葛

【性味】甘、辛，凉。

【功能主治】解肌退热，生津止渴，透疹，升阳止泻，通经活络，解酒毒。用于外感发热头痛、项背强痛、口渴、消渴、麻疹不透、热痢、泄泻、眩晕头痛、中风偏瘫、胸痹心痛、酒毒伤中。

莲藕

【性味】熟：甘，温；生：甘，寒。

【功能主治】生用：清热生津，凉血散瘀，止血，除热清胃。用于热病烦渴。熟用：健脾开胃，益血补心，止泻固精，主补五脏，和脾胃，实下焦，消食，生肌。

附：藕

【性味】甘、咸，平。

【功能主治】益血，止血，调中，开胃。用于虚损失血、泻痢食少。

附：藕节

【性味】甘、涩，平。

【功能主治】收敛止血，化瘀。用于吐血、咯血、衄血、尿血。

附：莲子

【性味】甘、涩，平。

【功能主治】补脾止泻，止带，益肾涩精，养心安神。用于脾虚泄泻、心悸失眠。

附：莲子心

【性味】苦，寒。

【功能主治】清心安神，交通心肾，涩精止血。用于热入心包，神昏谵语、心肾不交、失眠、血热吐血。

附：莲房

【性味】苦、涩，温。

【功能主治】化瘀止血。用于尿血、痔疮出血。

附：莲须

【性味】甘、涩，平。

【功能主治】固肾涩精。用于尿频。

附：莲花

【性味】苦、甘，平。

【功能主治】止血，祛湿，消风。用于湿疮、跌伤呕血。

附：荷叶

【性味】苦，平。

【功能主治】清暑化湿，升发清阳，凉血止血。用于暑热烦渴、暑湿泄泻、脾虚泄泻、血热吐衄、便血。荷叶炭收涩化瘀止血，用于出血症。

萝卜

【性味】辛、甘，凉。

【功能主治】消食，下气，化痰，止血。用于消化不良、食积胀满、便秘、痰热咳嗽、咽喉不利。

沙薯（凉薯）

【性味】甘，微凉。

【功能主治】清肺生津，利尿。用于肺热咳嗽、肺痈、中暑烦渴、消渴、小便不利。

慈菇（茨菇）

【性味】甘、苦，凉。

【功能主治】清热止血，解毒消肿，散结。

冬瓜

【性味】甘、淡，微寒。

【功能主治】利尿，清热，化痰，生津，解毒。用于水肿胀满、淋证、脚气、痰喘、暑热烦闷。

【注意】脾胃虚寒者不宜过食。

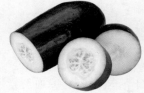

附：冬瓜皮

【性味】甘，凉。

【功能主治】利尿消肿。用于水肿胀满、小便不利、暑热口渴、小便短赤。

附：冬瓜子

【性味】甘，微寒。

【功能主治】清热化痰，排脓利湿。用于痰热咳嗽、肺脓肿、阑尾炎。

苦瓜

【性味】苦，寒。

【功能主治】消暑清热，清肝明目，解毒，健胃。用于热病烦渴引饮、中暑、痢疾、赤眼肿痛、痈肿丹毒、恶疮。

丝瓜（棱角丝瓜）

【性味】甘，寒。

【功能主治】清热，除热痰，凉血解毒，通经络，利关节，通利大便，除口臭。

【注意】虚寒者不宜多用。

附：粤丝瓜络

【性味】甘，平。

【功能主治】祛湿火，通脉络。用于清热化痰、凉血解毒。

附：水瓜（丝瓜）

【性味】甘，凉。

【功能主治】清热解毒，凉血通络。用于痘疮、热病身热烦渴、咳嗽痰喘、疮毒脓疱、热痹、无名肿痛、水肿。

附：水瓜络（丝瓜络）

【性味】甘，平。

【功能主治】祛风，通络，活血。用于痹痛拘挛、胸胁胀痛。

黄瓜（青瓜）

【性味】甘，凉。

【功能主治】清热利水，解毒。用于热病口渴、小便短赤、水肿尿少、汗斑、痱疮。

茄子

【性味】甘，凉。

【功能主治】清热，活血，消肿。用于热毒疮痈、皮肤溃疡。

番茄（西红柿）

【性味】酸、微甘，微寒。

【功能主治】清热解毒，凉血平肝，健脾开胃，消食滞，生津止渴，润肠通便。

金针菇

【性味】咸、微苦，寒。

【功能主治】利肝脏，益肠胃，抗癌。可用于预防和治疗肝病及胃肠道溃疡。

草菇（麻菇）

【性味】甘，寒。

【功能主治】消暑去热，增益健康，抗癌。

百合

【性味】甘，寒。

【功能主治】养阴润肺，清心安神。用于阴虚燥咳、劳嗽咯血、虚烦惊悸、失眠多梦。

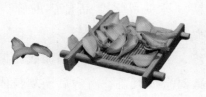

紫菜

【性味】甘、咸，寒。

【功能主治】化痰软坚，利咽，止咳，清热除烦、利水除湿。用于瘿瘤、咽喉肿痛、咳嗽、烦躁失眠、脚气、水肿、小便淋痛、泻痢。

金针菜（黄花菜、柠檬萱草）

【性味】甘，凉。

【功能主治】利湿热，解郁，凉血。用于小便短赤、黄疸、胸膈烦热、夜少安寐、痔疮出血、疮痈。

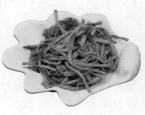

量天尺花（剑花、霸王花）

【性味】甘，微寒。

【功能主治】清热润肺，解毒消肿。用于肺热咳嗽、肺痨、瘰疬、疳膑。

【注意】虚寒者不宜多用。

附：量天尺（茎）

【功能主治】舒筋活络，解毒，治骨折，疳膑，疮肿。

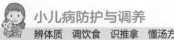

◎ 副食品类

花生油

【性味】甘，平，气腥。

【功能主治】润燥，滑肠，去积。

食盐

【性味】咸，寒。

【功能主治】凉血，解毒，软坚。用于齿龈出血、喉痛、牙痛、疮疡。

酱油

【性味】咸、甘，平。

【功能主治】清热解毒。

醋

【性味】酸、甘，温。

【功能主治】散瘀消积，止血，安蛔，解毒。用于吐血、衄血、便血、虫积腹痛、痈肿疮毒。

白糖（白砂糖）

【性味】甘，平。

【功能主治】和中缓急，生津润燥。用于中虚腹痛、口干燥渴、肺燥咳嗽。

【注意】中满者勿服，多食助热，损齿生虫；糖尿病患者慎用。

冰糖

【性味】甘，平。

【功能主治】补中和胃，润肺止咳。用于脾胃气虚、肺燥咳嗽、痰中带血。

赤砂糖（黑糖、红糖)

【性味】甘，温。

【功能主治】补脾缓肝，活血散瘀。用于口干呕秽、虚羸寒热。

说明：糖有白砂糖、红片（粉）糖、冰糖等多个品种。助脾、补血、祛寒、破瘀入药多用红糖；清热、消炎、润肺多用白糖或冰糖。糖对身体有益，对病后恢复身体健康有好处。糖虽有和中助脾、保肝缓肝气的作用，但多食令人胀闷、生痰、损齿、生疳虫、消肌肉。另外，晚上睡觉前也不宜吃糖，特别是儿童，易导致龋齿（俗称虫牙）。红糖是一种未经提纯的糖，其营养价值优于白糖。

饴糖（麦芽糖）

【性味】甘，温。

【功能主治】缓中，补虚，生津，润燥。用于劳倦伤脾、里急腹痛、肺燥咳嗽、吐血、口渴、咽痛、便秘。

蜂蜜（蜜糖）

【性味】甘，平。

【功能主治】补中，止咳，润燥，解毒。用于脘腹虚痛、肺燥咳嗽、肠燥便秘、疮疡、风疹、手足皲裂。

茶叶

【性味】苦，甘。

【功能主治】清头目，除烦渴，化痰消食，利尿解毒。用于头痛、目昏、多睡善寐、心烦口渴、食积痰喘、泻痢。

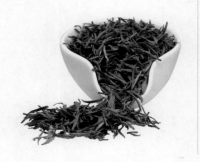

附：红茶（正山小种、金骏眉、祁门红茶、滇红茶等）

全发酵茶，滋味甜醇、浓厚，香气具甜香，味甜性温热，温中暖胃，散寒除湿，具和胃、健胃之功效，可驱寒暖身。适合胃寒、手脚发凉、体弱、年龄偏大者饮用。

附：绿茶（西湖龙井、黄山毛峰、碧螺春、六安瓜片等）

未经发酵，味苦，微甘，性寒，具有清热作用。适合体质偏热、胃火旺、精力充沛的人饮用，且汤色透彻，或水清茶绿，或浅黄透绿，天热、心躁之时品饮，给人清凉爽新之感。

附：黄茶（君山银针、蒙顶白芽、霍山黄芽等）

轻发酵茶（微发酵），性寒，功效与绿茶大致相似，具有清热作用，但是没有绿茶的清热作用强。绿茶清爽、黄茶醇厚。

附：青茶（铁观音、冻顶乌龙、凤凰单枞等）

半发酵茶，介于绿茶与红茶之间，既有绿茶的鲜爽，又有红茶的甜醇，性平，适宜人群最广。有疏肝理气之功，但脾胃有病症者不宜多饮。乌龙茶中的武夷岩茶，更是特点鲜明，味重，"令人释躁平矜，怡情悦性"。凤凰单枞香气突出，在通窍理气上尤为明显。

附：白茶（白毫银针、白牡丹等）

茶叶清淡，性味凉，是民间常用的降火凉药，具有消暑生津、退热降火、解毒的功效。有天然抗生素的美称，陈放的白茶有去邪扶正的功效。

附：黑茶（云南普洱茶、安华黑茶、广西六堡茶等）

后发酵的茶，性温，滋味浓厚、醇和、耐泡，具特殊的陈香，可消食、醒脾、健胃、解油腻，解肉毒、降血脂。适当存放后再喝，口感和疗效更佳。黑茶五行属水，入肾经。黑茶汤色黑红艳亮，凉饮、热饮皆可，亦可煮饮更妙。

（李丽明）

二、小儿汤方

　　小儿天性惧药，食疗由于色、味俱佳，更容易为小儿接受，不仅能在不知不觉中补充所需要的营养物质，还可以起到祛病强身的功效。因此饮食疗法也是保健养生和防病治病中不可或缺的重要部分，具有安全、经济、小儿乐于接受的效果。在饮食疗法中最常用的是汤方，汤方也是岭南地区食疗中用得最多的方法，在门诊时许多家长会询问到小儿能喝什么汤的问题，可见，饮汤已成为育儿的常用方法，也是岭南生活的一种习惯。那么，与大人相比，小儿的汤方组成、煎煮有什么特点？如何才能做到小儿既喜欢喝，又能达到保健养生、防病治病的效果呢？

　　小儿汤方的组方原则，应以辨证为基础，以"简便验淡清"为原则。一是要简单，汤料搭配不能太复杂，通常用3~4味的食材或药材即可，如果放一大堆食物药材，会使味道混杂，不易为小儿接受。二是要方便，食材易得，以常用食材为主，易为家长接受，易学易懂易做，易普及。三是有效果，见效快，如风寒感冒初起，一碗姜汤即可缓解感冒症状。准确辨证非常重要，食物有热性、凉性、平性之分，要做到热证用凉汤，寒证用温汤，虚证用补汤，切勿操之过急，滥用寒凉或温补之品，忌犯"虚虚实实"之戒。四是味甘淡，不宜太过浓郁，禽类食材宜去皮防油腻，不宜用过于辛酸苦辣或肥腻之品入汤，如姜、醋、辣椒、胡椒、羊肉等，既不利于小儿薄弱之肠胃，也不适合小儿的口味，无法发挥汤方的优势。五是汤方宜清，不宜太过黏稠，食材质量应选精良的，遵从"少而精"的配料原则，尽量不用调味品，如鸡精、味精、酱油、蚝油等。有肉的汤方可不另加花生油。

　　6个月以下小儿未添加辅食时一般不喝汤，6个月后可逐渐给予汤水饮用。6个月至1岁的小儿一次不超过60毫升，1岁以上小儿可适量增加。

早在《黄帝内经》就有 "法于阴阳，和于术数，饮食有节，起居有常，不妄劳作，故能形与神俱，而尽其天年"的养生理论，而顺应自然界的阴阳变化规律和特点来调养身心又是养生的首要方法，因此，根据气候特点进行小儿的养生调护和食疗显得甚为重要。本节将根据不同的季节特点介绍四季汤方，以及小儿保健汤方。

◎ 四季汤方

（一）春季汤方

春季的特点：春季始于立春(每年的2月2日至5日)，终于立夏（每年的5月5—7日）。春天是乍暖还寒之季，时冷时热，难以将息；春季是多雨季节，湿气较重，气压时高时低，很不稳定。春季为万物复苏的季节。

1. 春季气候对小儿的影响

（1）春天气候变化多端，而小儿身体的适应能力较差，寒暖不识自调，若衣被增减不及时，则易感冒患病。春天湿气较重，湿困脾土，会损及脾胃的运化功能。加之小儿脾常不足，且饮食不善自节，易出现食欲不振、腹泻等不适。春季又是万物生长的季节，蚊虫、细菌和病毒也在此时大量繁殖和生长，由此造成许多传染病、皮肤病的发生，如流行性感冒、水痘、猩红热、麻疹、流行性腮腺炎、登革热、丘疹性荨麻疹等。

（2）春季是花开季节，花粉飞扬，有过敏体质的小儿吸入花粉后易罹患过敏性疾病，如过敏性咳嗽、哮喘、过敏性鼻炎、过敏性结膜炎、过敏性皮炎等。

（3）中医认为"春生夏长秋收冬藏"，春季是生长的黄金季节，小儿的生长发育最快，身体对钙的需求也相应增加，而此时多为阴雨天气，日照时间少，易导致小儿体内钙质吸收不足，处于相对缺钙状态，出现多汗、烦躁、夜睡不宁、枕秃等。

（4）春季气候多变，气压不稳，阴雨绵绵，还易造成小儿情绪不安，性情改变。

而正确的家庭调护和合理饮食可保障小儿处于健康状态，减少疾病的发生。中医学认为"当春之时，食宜减酸益甘，以养脾扶阳"。饮食调养方面应重在健脾壮阳，可适当增加营养。蛋白质中的氨基酸对振奋人的精神起着重要的作用，B族维生素对维持神经、消化、肌肉、循环系统的正常功能有着重要的生理作用，钙和镁能影响肌肉收缩和神经细胞的转换，有利于缓解精神的紧张。应适当增加含此类营养物质的食物的摄入量，如瘦猪肉、动物内脏、鱼类、鸡蛋、牛奶、豆类及其制品、海藻、杂粮，蔬菜中的西红柿、胡萝卜、菠菜、青菜、花椰菜，水果等。

2. 推荐汤方

① 木棉花粥

用　料　木棉花1朵，大米50克。

制　法　大米淘洗干净，与木棉花同置于砂锅内，加适量水煮成粥，加少许盐后可食用。

功　效　清热利湿。

适应证　适用于春季湿气较重的小儿。

> **小贴士**
>
> 本方之木棉花宜用干品。采集新鲜木棉花后，洗净晒干后备用。

② 莲子扁豆猪腱汤

用　料　莲子（连心）、扁豆各15克，猪腱子肉125克。

制　法　猪腱子肉飞水去肉腥，与莲子、扁豆同置于锅内，加适量清水，煮沸后转慢火煮1~2小时，加少许盐后即可食用。

功　效　健脾祛湿，清心降火。

适应证　适用于素体脾虚多病，春季食欲欠佳之小儿。

> **小贴士**
>
> 莲子有收涩作用，大便秘结者不宜多食用。莲子心有清心火的作用，故本汤方的莲子连心一起煎煮。

③ **芡实陈皮鲫鱼汤**

用　料　芡实15克，陈皮3克，白鲫鱼1尾。

制　法　白鲫鱼去鳞腮及内脏，与芡实、陈皮同置于
　　　　砂锅内，加适量清水，煮沸后转慢火煮1小
　　　　时，加少许盐后即可食用。

功　效　健脾燥湿。

适应证　适用于春季消化不良、大便稀烂之小儿。

④ **山药脊骨汤**

用　料　山药15克，枸杞子10克，猪脊骨250克。

制　法　猪脊骨飞水去肉腥，与山药、枸杞子同置于
　　　　砂锅内，加适量清水煮汤，沸后转慢火煮
　　　　2小时，加少许盐后即可食用。

功　效　健脾养肝，润肠。

适应证　适用于春季倦怠、烦躁、大便干结之小儿。

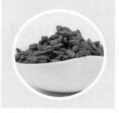

> 💬 **小贴士**
>
> 大便稀溏的小儿
> 不宜食用。

⑤ **浮小麦腱子肉汤**

用　料　浮小麦10克，蜜枣1枚，猪腱子肉125克。

制　法　猪腱子肉飞水去肉腥，切块，与浮小麦、蜜
　　　　枣同置于砂锅内，加适量清水，沸后转慢火
　　　　煮1小时，加少许盐后即可食用。

功　效　清心敛汗。

适应证　适用于多汗、烦躁易怒之小儿。

> 💬 **小贴士**
>
> 蜜枣应选用质量
> 较好的，以表面
> 糖霜较少、枣身
> 干爽、丝纹细密
> 匀称、颗粒完整
> 者为佳。

⑥ **杏仁陈皮猪肺汤**

用　料　南杏仁、陈皮各6克，猪肺125克。

制　法　猪肺洗净，飞水去泡沫和异味，与南杏仁、
　　　　陈皮一同置于砂锅内，加适量清水，沸后

> 💬 **小贴士**
>
> 杏仁宜用南杏
> 仁，用量不应过
> 大。

转慢火煮2小时，加少许盐后即可食用。

功　效　清肺燥湿化痰。

适应证　适用于春季咳嗽多痰之小儿。

❼ 太子参芡实瘦肉汤

用　料　太子参15克，芡实10克，瘦猪肉125克。

制　法　瘦猪肉飞水去肉腥，切块，与太子参、芡实一同置于砂锅内，加适量清水，沸后转慢火煮2小时，加少许盐后即可食用。

功　效　健脾利湿收涩。

适应证　适用于春季大便稀烂、多汗的小儿。

💬 小贴士

大便干结者不宜食用。

❽ 谷麦芽鸭肾汤

用　料　谷芽、麦芽各10克，鸭肾（鲜品）1个，陈皮3克。

制　法　鸭肾切开，剥去鸭内金，用盐洗净后切成大片，与谷芽、麦芽、陈皮同置于砂锅内，加适量清水，沸后转慢火煮1小时，加少许盐后即可食用。

功　效　健脾开胃，消食导滞。

适应证　适用于春季里小儿消化不良、食欲不振、腹胀欲呕等。

💬 小贴士

本汤方中的谷芽、麦芽可用薄纱袋包后再煮。陈皮能燥湿，去除鸭肾的异味。

❾ 菊花茶

用　料　杭菊10克，冰糖适量。

制　法　杭菊洗净，少许冰糖，入锅后加适量清水，猛火煎煮约10分钟，即可饮用。

功　效　清肝明目。

💬 小贴士

小儿"热气"症状消失后，应停止饮用，不可长期饮用。

适应证　适用于春季火气大、易怒、目赤眵（眼屎）
　　　　多之小儿。

⑩ **夏枯草茶**

用　料　夏枯草10克，适量红糖。

制　法　夏枯草洗净，与红糖一同入锅，加适量清
　　　　水，猛火煎煮约15分钟，即可饮用。

功　效　清热解毒。

适应证　适用于春季"热气"较甚，比如烦躁不安、
　　　　皮疹之小儿。

> **小贴士**
> 小儿"热气"症
> 状消失后，应停
> 止饮用，不可长
> 期饮用。

（二）夏季汤方

　　夏季的特点：夏季始于立夏（每年的5月5—7日），终于立秋（每年的8月7—9日）。夏季是一年中气温最高的时候，是阳气最盛、生机旺盛的季节，也是天气最不稳定、变化多端的时节。

1. 夏季气候对小儿的影响

（1）关于炎热气候对人体的影响，祖国医学早有认识，清代医家叶天士就有"热地如炉，伤人最速"之说。夏季炎热，天暑下迫，地湿上蒸，暑湿相合，故高温容易引起小儿种种不适，如食欲不振、困倦、疲乏、心跳加快等。

（2）夏季炎热，若长时间待在35℃以上的高温环境中，小儿极易中暑，出现头晕、胸闷、恶心、心慌、无力等症状，严重的甚至出现脑水肿、昏迷、全身痉挛、抽搐，甚至死亡。小儿身体发育不完善，体温调节中枢功能尚不健全，排汗功能不足，不能适应夏季炎热气候，可引发"夏季热"。

（3）夏季高温高湿环境，细菌、病毒等微生物大量滋生，食物极易腐败变质，食用后会引起消化不良、急性胃肠炎、痢疾、腹泻等疾病的发生；高温天气也是蚊子猖獗的季节，可引发登革热、乙脑等虫媒传染病。

夏季要特别注意饮食卫生，把好"病从口入"这一关。饭前便后要洗手，吃瓜果要洗净去皮，蔬菜要洗净。生熟刀砧、案板须分开，外购熟食应蒸后才食用。在夏季进行适宜的户外锻炼，对小儿的生长发育、增强抵抗力也有帮助。户外活动时，要避免强烈阳光的直接照射，宜戴遮阳帽遮挡太阳；室内活动时，要保持开窗通风，降低室温，同时穿着宽松、透气、吸汗的衣服。

中医认为，暑多挟温，湿易困脾，又小儿脾常不足，饮食稍有不慎，则脾胃受损，运化失司，致胃纳不佳，故在夏季尤应注意小儿的饮食调节。首先应食有定时，不可过饥过饱，不宜过食肥甘厚腻及燥热之品，饮食宜清淡，以易于消化的食物为主，多喝水，多饮粥和汤水，多吃蔬菜和水果，但切忌过食寒凉之品，如薏苡仁、白菜、白瓜、西瓜等。也不要图一时之快，过饮冰水或汽水、食冰淇淋，以免损及脾胃，出现腹痛、食欲缺乏、泄泻等不适。饮食上最好使用有清热、消暑、化湿作用的食材做菜或煲汤，如赤小豆、薏苡仁、玉米须、海带、茯苓、芦根、竹蔗、莲子、莲蓬、百合、扁豆、绿豆、荷叶、冬瓜、凉瓜等。

2. 推荐汤方

❶ 黄瓜花豆脊骨汤

用　料　黄瓜250克，花豆50克，猪脊骨150克。

制　法　黄瓜（连皮）洗净，切开去瓤，切段；花豆需要泡软（浸泡时间约3小时）。猪脊骨飞水去肉腥，置于锅内，放入黄瓜、花豆，加适量清水煮沸后转慢火煮1~2小时，以少许盐调味，饮汤吃肉。

功　效　清热利湿，健脾利水，生津止渴。

适应证　适合于夏季暑热挟湿之时。

> 🥄 小贴士
>
> 体质虚弱者不宜多食。

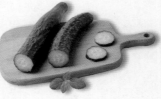

② **冬瓜水鸭汤**

用　料　冬瓜250克，水鸭半只，陈皮5克。

制　法　冬瓜连皮去瓤，切块。水鸭洗净去皮去内脏，飞水除肉腥，与冬瓜、陈皮同煮于砂锅内，加适量清水，煮沸后转慢火煮2小时，加少许盐并去油后即可食用。

功　效　消暑健脾，醒胃。

适应证　适用于夏季食欲欠佳之小儿。

> 💧 小贴士
>
> 本汤方中陈皮一味甚为重要，既可除水鸭之异味和水鸭、冬瓜之寒凉，又起健脾燥湿之作用。

③ **节瓜淡菜汤**

用　料　节瓜250克，淡菜50克，猪腱肉125克。

制　法　淡菜洗净泡开；节瓜去皮，洗净切块。猪腱肉飞水除肉腥，与节瓜、淡菜同置于砂锅内，加适量清水，煮沸后转慢火煮1小时，加少许盐后即可食用。

功　效　清暑降火。

适应证　适用于夏季炎热天气有"热气"（烦躁、眼屎多、口臭、大便干结、尿黄、舌红）症状者。

> 💧 小贴士
>
> "热气"症状缓解后可在本汤方中加入少许陈皮，使汤方不过于寒凉。

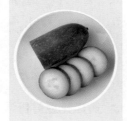

④ **莲蓬荷叶汤**

用　料　莲蓬2个，荷叶50克，猪腱肉125克。

制　法　猪腱肉飞水除肉腥，与莲蓬、荷叶同置于砂锅内，加适量清水，煮沸后转慢火煮1小时，加少许盐后即可食用。

功　效　解暑利湿。

适应证　适用于暑热天大便干结、肥胖之小儿。

> 💧 小贴士
>
> 荷叶可用干品。

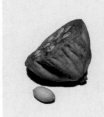

⑤ **海带排骨汤**

用　料　海带（干品）100克，瘦猪排骨125克。

制　法　海带泡开，洗净，切片；瘦猪排骨飞水除肉腥，切段。一同置于砂锅内，加适量清水，煮沸后转慢火煮1小时，加少许盐后即可食用。

功　效　清暑气，散热结。

适应证　适用于暑热天经常扁桃体发炎、大便干结之小儿。

⑥ **苦瓜黄豆汤**

用　料　苦瓜250克，黄豆100克，元贝干（瑶柱）15克，瘦猪排骨125克。

制　法　苦瓜切开去瓤，切段；黄豆需要泡软（浸泡时间约3小时）；瘦猪排骨飞水去肉腥，切段。一同置于砂锅内，加入适量清水，煮沸后转慢火煮2小时，以少许盐调味，饮汤食肉。

功　效　清暑清热。

适应证　适用于暑热天保健。

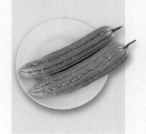

⑦ **阳桃鱼尾汤**

用　料　阳桃1个，鲩鱼尾1条，陈皮5克。

制　法　阳桃洗净，切成大片。鲩鱼尾去鳞洗净，加少许油煎至金黄，与阳桃、陈皮一同置入砂锅，煮沸后转慢火煮半小时，以少许盐调味，饮汤食肉。

功　效　清热解毒利咽。

适应证　适用于夏季咽部不适、声音嘶哑之小儿，也
　　　　可用于暑热天保健。

⑧ 木瓜鱼头汤

用　料　熟木瓜250克，鲩鱼头1个，陈皮5克。

制　法　木瓜切开去瓤去皮，切块。鲩鱼头去鳃洗
　　　　净，加少许油煎至金黄后，与陈皮同置于砂
　　　　锅内加适量清水，煮沸后转慢火煮半小时，
　　　　加入木瓜再煮10分钟，以少许食盐调味后可
　　　　食用。

功　效　清热润燥，益智消滞。

适应证　适用于暑热天保健。

> **小贴士**
>
> 性早熟患儿不宜食用。

⑨ 菜干脊骨汤

用　料　菜干50克，猪脊骨150克，元贝干（瑶柱）
　　　　15克，陈皮3克。

制　法　菜干洗净泡开。猪脊骨飞水去肉腥，切段，
　　　　与菜干、瑶柱、陈皮一同置于砂锅内，加入
　　　　适量清水，煮沸后转慢火煮2小时，以少许
　　　　盐调味，饮汤食肉。

功　效　清热润肺。

适应证　适用于暑热天热咳之小儿，也可用于暑热
　　　　天保健。

> **小贴士**
>
> 脾虚小儿不宜经常食用。

⑩ 绿豆汤

用　料　绿豆50克，海带（干品）15克，陈皮5克。

制　法　海带泡开，洗净，切片。绿豆洗净，用清水

> **小贴士**
>
> 脾胃虚弱之小儿勿常食用。

泡约20分钟后，与海带、陈皮同置于砂锅

内，加适量清水，煮至绿豆开花，加

入少许红糖，代茶饮用。

功　效　清热解暑。

适应证　适用于暑热天保健。

（三）秋季汤方

> **秋季的特点**：秋季始于立秋（每年8月7—9日），终于立冬（每年11月7—9日）。秋季气温明显下降，昼夜温差较大，冷暖交替，秋高气爽，空气干燥。

1. 秋季气候对小儿的影响

（1）进入秋季之后，天气干燥，是"秋燥当令"的时节，若久晴不雨，干燥持续，则会出现种种不适，如皮肤干燥、口干舌燥、咽部不适、大便干结、干咳，甚至流鼻血等。

（2）"一场秋雨一场寒"，由于秋季气候多变，早晚温差加大，往往让许多体质弱的孩子不易适应，病毒乘虚而入，使人致病，其中最为常见的是呼吸道系统疾病。

（3）秋季天气干燥，各种花粉飞扬，多种过敏因素容易刺激孩子的鼻腔和呼吸道黏膜，引起过敏性鼻炎、过敏性咳嗽，还可诱发孩子哮喘发作。

（4）秋季也是小儿腹泻病的高发季节。秋季腹泻主要由轮状病毒引起，病毒侵入小肠黏膜上皮细胞，使肠绒毛破坏而导致以大便次数增加、大便性状改变为主要特征的腹泻。

中医认为，秋季是夏冬两季的过渡时期，气温由热向寒转变，养生也应从"养阳"转向"养阴"，饮食宜遵循"秋冬养阴"的原则，应多食些滋阴、润肺、补液生津的蔬菜、水果、豆类等食品，如梨、西红柿、柑橘、葡萄、大枣、萝卜、芝麻、莲子、银耳、蜂蜜、红豆等。注意多补充水分。 秋季也宜食富含维生素A的食物，如禽蛋、猪肝、芝麻、黄豆、花生等。忌暴饮暴食，少食辛辣、生冷油腻、煎炸及过燥的食物，此类食品，可使体内积滞热气，不利于润燥，而苦燥之品又易伤津耗气，可助长秋季之燥邪，使呼吸系统疾病复发或逐渐加重。

2. 推荐汤方

❶ 木瓜雪耳冰糖饮

用　料	木瓜250克，雪耳（干品）10克，冰糖适量。
制　法	木瓜切开去瓤去皮，切块。雪耳洗净，用清水泡约20分钟后，与冰糖同置于砂锅内，加适量清水，煎煮约20分钟后，加入木瓜再煮10分钟，即可食用。
功　效	滋阴润燥。
适应证	适用于秋季调养保健。

> 💡 小贴士
>
> 性早熟患儿不宜食用。

❷ 百合莲子粥

用　料	百合、莲子（去心）15克，大米50克。
制　法	大米淘洗干净，与百合、莲子同置于砂锅内，加适量水煮成粥，加少许盐后可食用。
功　效	健脾润肺。
适应证	适用于秋季干咳少痰之小儿，也可用于秋季保健。

> 💡 小贴士
>
> 百合、莲子均用干品。莲子有收涩之功，便秘者不宜多食用。

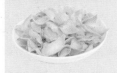

❸ 鸭肫山药薏苡仁粥

| 用　料 | 腊鸭肫（鲜品也可）1个，山药15克，薏苡仁10克，粳米50克。 |

> 💡 小贴士
>
> 山药、薏苡仁均用干品。

制　法　将鸭肫洗净切碎。粳米淘洗干净，与鸭肫、山药、薏苡仁同置于砂锅内，加适量清水，以文火煮熬成稀粥，加少许盐调味后食用。

功　效　健脾和胃，消滞。

适应证　适用于秋季胃口欠佳之小儿。

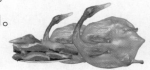

④ **燕窝炖瘦肉**

用　料　燕窝5克，瘦猪肉30克。

制　法　燕窝浸泡4小时，拣去杂质；瘦猪肉切成小片。一同放入参盅内，加100~120毫升开水，隔水炖2小时，加少许盐调味后食用。

功　效　滋养肺胃，补脾开胃。

适应证　适用于秋季调养保健。

> 💬 小贴士
>
> 本汤方若为幼儿食用，瘦猪肉可剁碎后炖。

⑤ **莲藕绿豆脊骨汤**

用　料　莲藕250克，绿豆15克，猪脊骨150克，蜜枣1个。

制　法　莲藕去皮洗净，切块。猪脊骨飞水去肉腥，切段，与莲藕、绿豆、蜜枣一同置于砂锅内，加入适量清水，煮沸后转慢火煮2小时，以少许盐调味，饮汤食肉。

功　效　补脾开胃，滋燥止血。

适应证　适用于秋季经常流鼻血之小儿，也可作为秋季调养保健之用。

> 💬 小贴士
>
> 蜜枣应选用质量较好的，以表面糖霜较少、枣身干爽、丝纹细密匀称、颗粒完整者为佳。

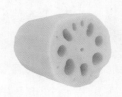

⑥ **椰子煲鸡汤**

用　料　椰子1个，宰净光鸡半只。

制　法　将椰子顶端用刀剁开一个小口，将其中的椰汁倒出待用。再从中间劈开，用金属汤勺将内壁的椰肉挖出，切片。鸡去皮洗净，切块，与椰肉、椰汁同置于砂锅内，加适量清水，煮沸后转慢火煮2小时，以少许盐调味，饮汤食肉。

功　效　滋补肺脾，养颜护肤。

适应证　适用于秋季调养保健。

小贴士

椰子较难消化，多吃会引起胃胀不适，脾胃虚寒的小儿尽量少吃或不吃。

❼ 节瓜瑶柱猪䐑汤

用　料　节瓜250克，干贝（瑶柱）15克，猪䐑肉125克。

制　法　节瓜去皮，洗净切块；干贝用水泡开，撕丝。猪䐑肉飞水去肉腥，切块，与节瓜、干贝一同置于砂锅内，加入适量清水，煮沸后转慢火煮1小时，以少许盐调味，饮汤食肉。

功　效　滋阴健脾，益气开胃。

适应证　适用于秋季调养保健。

小贴士

过量食用干贝会影响肠胃的运动消化功能，导致食物积滞，难以消化吸收。

❽ 鲮鱼粉葛汤

用　料　鲮鱼1尾，粉葛250克，陈皮6克。

制　法　粉葛去皮，洗净切块。鲮鱼去鳞去腮肚，洗净后，加少许油煎至金黄，装入煲鱼袋，与粉葛、陈皮同置于砂锅内加适量清水，煮沸后转慢火煮2小时，以少许食盐调味后可食用。

功　效　清凉甘润，滋养筋脉。

适应证　适用于秋季调养保健。

小贴士

粉葛较难消化，不适合小儿食用，故本汤方以饮汤为主。

⑨ **南北杏猪腱汤**

用　料　南杏、北杏各5克，蜜枣1个，猪腱肉125克。

制　法　猪腱肉洗净切块，飞水去肉腥，与南杏、北杏、蜜枣同置于砂锅内，加适量清水，煮沸后转文火煮半小时，以适量盐调味，饮汤食肉。

功　效　清热润肺，止咳化痰。

适应证　适用于秋季咳嗽有痰者。

小贴士

北杏有小·毒，用量不宜过大。

⑩ **枸杞叶猪肝汤**

用　料　枸杞叶150克，猪肝125克，枸杞子10克。

制　法　枸杞叶、枸杞子洗净，枸杞子以清水浸泡约15分钟。猪肝在盐水中浸泡30分钟后，切成片，加入油、盐腌制30分钟，再将猪肝倒入沸水中至其变色之后立即捞起待用。在锅中加入姜丝、生油、适量清水，煮沸后加入枸杞叶和枸杞子，大火煮约10分钟后加入处理过的猪肝，再煮1~2分钟，以适量盐调味便可食用。

功　效　补虚益精，清热明目，生津补肝。

适应证　适用于秋季调养保健，尤其适用于用眼过多、视力疲劳的小儿。

小贴士

猪肝煮熟即可，若煎煮时间过长，猪肝会变硬影响口感。

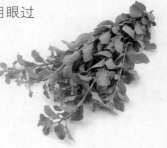

（四）冬季汤方

冬季的特点：冬季始于立冬（每年的11月7—9日），终于立春（每年的2月2—5日）。冬季是一年之中气温最低的时期，万物闭藏，天气干燥、寒冷，北风肃杀。

1. 冬季气候对小儿的影响

（1）冬季气候寒冷，风大干燥，是呼吸道疾病的高发季节，需谨防呼吸道传染病，如水痘、腮腺炎、流行性脑膜炎等。

（2）由于气候干燥寒冷，很多孩子都有嘴唇发干的症状，便会经常舔嘴唇，造成唇周围的皮肤被唾液反复浸渍而引起红色的小斑疹、小丘疹等，容易出现诸如皮肤干燥、皲裂、口角炎、唇炎等症。

（3）由于气候干燥寒冷，鼻黏膜干燥结痂，小儿常感不适而用手挖鼻子，导致鼻黏膜破损出血。

（4）冬季寒冷机体消耗能量产热，新陈代谢加速，小儿食欲也随之增强，若饮食不节，暴饮暴食，易致食物积滞于体内，出现厌食、腹胀、呕吐、大便秘结或稀烂等不适。

冬季要多补充含蛋氨酸和无机盐的食物，以提高机体的御寒能力，应多摄取含蛋氨酸较多的食物，如芝麻、葵花子、乳制品、叶类蔬菜等。另外，医学研究表明，人怕冷与饮食中无机盐缺少很有关系，所以冬季应多摄取含根茎的蔬菜，如胡萝卜、百合、山芋、莲藕及大白菜等，因为蔬菜的根茎里所含无机盐较多。

冬日草木凋零、冰冻虫伏，是自然界万物闭藏的季节，人的阳气也要潜藏于内，脾胃功能相对虚弱，若再食寒凉，易损伤脾胃阳气。因此冬季应少吃荸荠、柿子、生萝卜、生黄瓜、西瓜、鸭肉等性凉的食物。

2. 推荐汤方

① 莲子桂圆粥

用　料　莲子30克，桂圆（龙眼肉）15克，大米50克。

制　法　莲子（连心）洗净，浸泡约2小时后备用。大米淘洗干净，与莲子、桂圆同置于砂内，加适量清水，以文火煮熬成稀粥，即可食用。

功　效　健脾养心，养血安神。

适应证　适用于冬季小儿体质虚弱、心脾两虚引起的夜睡不宁、失眠、健忘、流鼻血等。

> **小贴士**
>
> 本汤方中的莲子（连心）增加其清心安神、止血之力，并减少汤方的温热之性。桂圆已有甜味，故粥中无须再加冰糖。

② 山药杞子瘦肉汤

用　料　山药15克，枸杞子10克，瘦猪肉125克。

制　法　瘦猪肉飞水去肉腥，切块，与山药、杞子一同置于砂锅内，加入适量清水，煮沸后转慢火煮2小时，以少许盐调味，饮汤食肉。

功　效　补肝肾，益脾胃。

适应证　适用于冬季调养保健。

> **小贴士**
>
> 山药宜用干品。

③ 番茄薯仔牛尾汤

用　料　番茄150克，土豆（薯仔）200克，姜片2片，牛尾150克。

制　法　番茄、土豆去皮洗净，切块；牛尾刮去皮毛、洗净，斩件，飞水去肉腥。在砂锅里加入适量清水，煮沸后放入牛尾、姜片，武火煮沸转文火煲1.5小时，再放番茄和土

> **小贴士**
>
> 本汤方中的姜片不宜太多，以免太过辛辣，小儿难以接受。

豆煲0.5小时，少量盐调味即可食用。

功　效　益气血，强筋骨，补体虚。

适应证　是秋冬进补的佳品。适用于体质虚弱之小
儿。

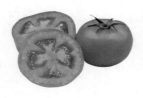

④ **花胶鸡脚汤**

用　料　花胶30克，鸡脚100克，干贝（瑶柱）10
克，生姜2片。

制　法　花胶浸泡3小时后飞水备用；干贝用水泡
开撕丝；鸡脚去甲洗净，飞水去异味。花
胶、干贝、鸡脚、姜片同置于砂锅内，
加入适量清水，煮沸后转文火煮2小时，以
适量盐调味，即可食用。

功　效　滋阴益气，健脾胃，强筋骨。

适应证　适用于冬季调补身体。

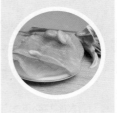

小贴士

本汤方不适用于
感冒和腹泻患
儿。

⑤ **黑豆白鲫汤**

用　料　白鲫鱼1尾，黑豆30克，陈皮5克。

制　法　黑豆洗净后泡2~3个小时。白鲫鱼去鳞去腮
肚，洗净后，加少许油煎至金黄，滤油后装
入煲鱼袋，与黑豆、陈皮一同置入砂锅内，
加适量清水，煮沸后转文火煮2小时，以适
量盐调味，即可食用。

功　效　健脾益肾，利水消肿，止汗。

适应证　适用于冬季小儿脱发、贫血、汗多、水
肿等，也可用作冬季保健调养。

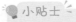

小贴士

黑豆用前需浸
泡。

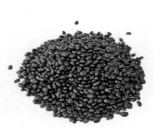

⑥ 鹌鹑柠檬汤

用　料　鹌鹑1只，柠檬干15克，生姜2片。

制　法　鹌鹑去内脏、去皮，洗净后斩件，飞水去肉腥，与柠檬干、生姜一同置于砂锅内，加入适量清水，煮沸后转文火煮2小时，即可食用。

功　效　健脾益气，行气消滞。

适应证　适用于冬季小儿食欲不振、咳嗽等。

⑦ 乌鸡杞子汤

用　料　乌鸡125克，枸杞子10克，山药（干品）15克，陈皮3克。

制　法　乌鸡去皮洗净，斩件，飞水去肉腥，与枸杞子、山药、陈皮同置于砂锅内，加入适量清水，煮沸后转文火煮1小时，以适量盐调味，即可食用。

功　效　健脾补肾，益气补血。

适应证　适用于冬季小儿体质虚弱、贫血、夜尿频多等。

⑧ 章鱼花生脊骨汤

用　料　章鱼干50克，花生30克，猪脊骨150克，生姜2片。

制　法　章鱼干浸泡2小时。猪脊骨洗净斩件，飞水去肉腥，与章鱼干、花生、生姜一同置于砂锅内，加入适量清水，煮沸后转文火煮2小时，以适量盐调味，即可食用。

功　效　益气补血，强筋健骨。花生含钙丰富，能促进儿童骨骼发育。

小贴士　本汤方中的柠檬可用市面上已腌制好的干品，此类柠檬干可去其微寒之性。

小贴士　乌鸡宜去皮避免过于油腻。本汤方不适用于感冒、"热气"、烦躁、夜睡不宁之小儿。

小贴士　本汤方中的花生含丰富的植物油，不适宜脾胃较弱、消化不良之小儿，否则会引起腹泻作用，减慢康复进程。也不适合伤风感冒及喉咙发炎的小儿食用。

适应证　适用于冬季小儿体质虚弱、疲乏、肢体无力、便秘之小儿，也可用于冬季保健调养。

⑨ 白萝卜牛肋汤

用　料　白萝卜250克，牛肋肉150克，枸杞子10克，生姜3片。

制　法　白萝卜去皮洗净，切段备用。牛肋肉斩件，飞水去肉腥和油，与白萝卜、枸杞子、生姜一同置于砂锅内，加适量清水，煮沸后转文火煮3小时，以适量盐调味，即可食用。

功　效　健脾补肾，化痰消滞。

适应证　适用于冬季小儿体质虚弱、脾胃虚弱引起的食积腹胀、消化不良、食欲不振等。

⑩ 小麦大枣猪腱汤

用　料　浮小麦10克，大枣4粒（去核），猪腱肉120克，陈皮3克。

制　法　猪腱肉切块，飞水去肉腥后，与浮小麦、大枣、陈皮同放入砂锅内，加适量清水煎煮，煮沸后转文火煮1小时，以适量盐调味，即可食用。

功　效　健脾养心，敛汗安神。

适应证　适用于冬季小儿体质虚弱、心脾两虚引起的多汗、夜睡不宁、烦躁不安等。

小贴士

中医理论认为白萝卜味辛、甘，性凉，入肺胃经，为食疗佳品，可以治疗或辅助治疗多种疾病。《本草纲目》称之为"蔬中最有利者"。本汤方中加入牛肋肉、枸杞子、生姜，可减缓白萝卜寒凉之性，是较好的食物搭配。

小贴士

本汤方取自汉末医圣张仲景《金匮要略》中的良方"甘麦大枣汤"。该方可治疗妇女脏躁症，如更年期出现的精神与心理方面的症状，现用于小儿亦有良好的效果。汤方中之大枣需去核，以免助长心火，加剧烦躁之症。

◎ 小儿保健汤方

（一）健脾类汤方

❶ 太子参山药猪腱汤

用　料　太子参15克，山药20克，猪腱肉120克，陈皮3克。

制　法　猪腱肉飞水去肉腥，切块，与太子参、山药、陈皮同放入砂锅内，加适量清水煎煮，煮沸后转文火煮2小时，以适量盐调味，即可食用。

功　效　健脾养阴。

适应证　适用于小儿调养保健，可经常食用。

❷ 五指毛桃排骨汤

用　料　五指毛桃50克，排骨150克，生姜2片。

制　法　五指毛桃洗干净，放水里泡15分钟。排骨洗净飞水去肉腥，切段，与五指毛桃、生姜一同放入砂锅内，加适量清水煎煮，煮沸后转文火煮2小时。将五指毛桃捞出后，以适量盐调味，即可食用。

功　效　健脾补肺、行气利湿、舒筋活络。

适应证　适用于小儿调养保健，可经常食用。

❸ 山药兔肉汤

用　料　山药（干品）20克，兔肉125克，陈皮5克。

制　法　将兔肉洗净切块，飞水去肉腥，与山药、陈皮同放入砂锅内，加适量清水煎煮，煮

小贴士

太子参药性平和，有补气生津之作用，尤其适合小儿食用。

小贴士

五指毛桃又称五爪龙，属桑科植物，广泛分布粤北梅州客家地区，煲汤时常飘来阵阵椰子香，非常适合小儿食用。岭南地区的中医或少数民族民间医生常用于治疗脾虚浮肿、食少无力、肺痨咳嗽、盗汗、带下、产后无乳、月经不调、风湿痹痛、水肿等症。

沸后转文火煮2小时，以适量盐调味，即可食用。

功　　效　健脾益气，滋阴补中。

适应证　适用于小儿调养保健，可经常食用。

（二）益肾类汤方

❶ 狗棍鱼煲山药汤

用　　料　狗棍鱼1条，山药（干品）20克，枸杞子15克，陈皮5克。

制　　法　狗棍鱼去腮及内脏，洗净，切段，放入纱袋中，再与山药、枸杞子、陈皮同置于砂锅内，加适量清水，煮沸后转文火煮2小时，以适量盐调味，即可食用。

功　　效　益肾健脾，强壮筋骨。

适应证　适用于小儿调养保健，可经常食用。

❷ 海参瘦肉汤

用　　料　海参（干品）30克，瘦猪肉120克，干贝15克，生姜3片。

制　　法　干贝浸泡后撕成丝备用，海参发好后切块。瘦猪肉飞水去肉腥，与海参、干贝、生姜一同置入砂锅内，加适量清水，煮沸后转文火煮3小时，以适量盐调味，即可食用。

功　　效　补益五脏，强肾益精。

适应证　适用于小儿调养保健，对体虚小儿尤为适宜。

小贴士

兔肉性味甘凉，入脾经，具有益气血、健脾胃的作用，且脂肪较低，蛋白质含量高，适宜小儿食用。

小贴士

狗棍鱼又称梭鱼，属海水鱼，性味甘平，有较高的营养价值。

小贴士

干品海参的泡发方法：以清水浸泡24小时后，剥去海参内脏，将洗好的海参放入锅中，加入清水，水开后煮约40分钟。将煮熟洗过的海参再放入容器内加入清水，置于冰箱中放48小时，期间12小时换一次水。48小时后海参就发好了。

❸ 猴头菇脊骨汤

用　料　猴头菇30克，猪脊骨150克，淡菜20克，陈皮3克。

制　法　淡菜、猴头菇浸泡约20分钟后，洗净备用。猪脊骨斩件，飞水去肉腥，与淡菜、猴头菇、陈皮一同置入砂锅内，加适量清水，煮沸后转文火煮2小时，以适量盐调味，即可食用。

功　效　健脾益肾。

适应证　适用于小儿调养保健，可经常食用。

（三）护肝清肝类汤方

❶ 灵芝煲鸡汤

用　料　灵芝（干品）50克，光鸡约200克，龙眼肉10克。

制　法　鸡去皮洗净，斩件，飞水去肉腥，与灵芝、龙眼肉一同置入砂锅内，加适量清水，煮沸后转文火煮2小时，以适量盐调味，即可食用。

功　效　补心益肝，强壮体魄。

适应证　适用于小儿调养保健，对体虚小儿尤为适宜。

❷ 金针菜煲排骨汤

用　料　金针菜（干品）50克，瘦猪排骨150克，玉米1条。

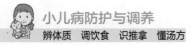

制　法　金针菜浸泡后用开水焯过备用，玉米切段。瘦猪排骨切段，飞水去肉腥，与玉米一同置入砂锅内，加适量清水，煮沸后转文火煮1.5小时，加入金针菜再煮0.5小时，以适量盐调味，即可食用。

功　效　清肝除烦。

适应证　适用于小儿调养保健，尤其适合肝火旺盛致烦躁不安之小儿。

> **小贴士**
> 汤方中的金针菜需浸泡后开水焯过才使用，可去其苦涩味。

❸ 海带排骨汤

用　料　海带（干品）30克，瘦猪排骨150克，陈皮3克。

制　法　将海带用清水浸泡后洗净，切片。瘦猪排骨切段，飞水去肉腥，与海带、陈皮一同置入砂锅内，加适量清水，煮沸后转文火煮 2小时，以适量盐调味，即可食用。

功　效　清肝除烦，软坚散结。

适应证　适用于小儿调养保健。

> **小贴士**
> 海带性味咸寒，脾胃虚寒者不宜多食。本汤方中加入陈皮即为减缓海带寒凉之性。

（四）养肺清肺类汤方

❶ 剑花脊骨汤

用　料　剑花（量天尺花，干品）30克，猪脊骨150克，胡萝卜30克。

制　法　将剑花用清水浸泡约1小时后洗净，胡萝卜洗净削皮。猪脊骨切段，飞水去肉腥，与剑花、胡萝卜一同置入砂锅内，加适量清水，

> **小贴士**
> 本汤方不适宜用于脾胃虚寒之小儿。

煮沸后转文火煮2小时，以适量盐调味，即可食用。

功　效　清肺化痰。

适应证　适用于小儿调养保健，尤其适合肺热咳嗽的小儿。

❷ 木瓜莲子脊骨汤

用　料　木瓜1个，莲子（去心）15克，猪脊骨150克。

制　法　木瓜去皮、去瓤洗净，切块。猪脊骨切段，飞水去肉腥，与莲子一同置于砂锅内，加适量清水，煮沸后转文火煮1小时，加入木瓜后再煮0.5小时，以适量盐调味，即可食用。

功　效　润肺健脾。

适应证　适用于小儿调养保健，尤其适合肺燥咳嗽的小儿。

❸ 沙参玉竹鹧鸪汤

用　料　鹧鸪1只，沙参、玉竹各10克，陈皮3克。

制　法　鹧鸪宰杀去头、爪、内脏，斩件后洗净，飞水去肉腥，与沙参、玉竹、陈皮一同置于砂锅内，加适量清水，煮沸后转文火煮2小时，以适量盐调味，即可食用。

功　效　滋养补虚，润肺化痰。

适应证　适用于小儿调养保健，尤其适合肺胃阴虚燥热的小儿。

小贴士
木瓜性味甘平、微寒，脾胃虚寒、腹泻、性早熟之小儿不宜多食。

小贴士
本汤方中沙参、玉竹均为养阴之品，用量不宜过多，以免过于滋腻引起腹胀不适。

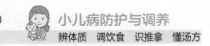
（五）清心养心类汤方

❶ 百合莲子冰糖饮

　用　料　百合（干品）、莲子（干品、去心）各20
　　　　　克，大枣（去核）4粒，冰糖少许。

　制　法　百合、莲子用清水浸泡约1小时，大枣去核
　　　　　备用。在砂锅中加入适量清水，煮沸后放入
　　　　　百合、莲子、红枣，以文火煮约45分钟，加
　　　　　入冰糖拌溶即可。

　功　效　养心安神。

　适应证　适用于小儿调养保健。

> 🔔 小贴士
>
> 本汤方中大枣宜
> 去核以防燥热。

❷ 浮小麦脊骨汤

　用　料　浮小麦15克，蜜枣1个，猪脊骨150克。

　制　法　猪脊骨切段，飞水去肉腥，与浮小麦、蜜枣
　　　　　一同置于砂锅内，加适量清水，煮沸后转文
　　　　　火煮2小时，以适量盐调味，即可食用。

　功　效　益气养心除烦。

　适应证　适用于小儿调养保健。尤其是阴虚内热致烦
　　　　　躁不安之小儿。

> 🔔 小贴士
>
> 本汤方中蜜枣
> 1个足够，多放
> 可使汤过于甜
> 腻。

❸ 灯心草粥

　用　料　灯心草5扎，蜜枣1个，大米50克。

　制　法　灯心草洗净。大米淘洗干净，与灯心草、蜜
　　　　　枣同置于砂锅内，加适量清水，以文火煮熬
　　　　　成稀粥，捞出灯心草后即可食用。

　功　效　清心除烦。

　适应证　适用于心火上炎致烦躁不安、夜睡不宁之小儿。

> 🔔 小贴士
>
> 灯心草性味甘
> 淡，微寒，脾虚
> 小儿不宜经常食
> 用。

（六）益智类汤方

❶ 核桃仁粥

用　料　核桃仁50克，陈皮3克，细大米50克。

制　法　将核桃仁捣碎。细大米淘净，与核桃仁、陈皮同置于砂锅内，加适量清水，以文火煮熬成稀粥，加少许盐调味即可食用。

功　效　补肾健脑，益智增聪，润肠通便。

适应证　适用于小儿调养保健。

小贴士

核桃仁富含植物油，具有润肠通便的功效。本汤方中加入陈皮可减缓其滑利之力，避免服食后大便过于溏稀。

❷ 益智仁炖肉

用　料　益智仁10克，猪肉30克。

制　法　将益智仁洗净，猪肉切片或剁碎，同放入炖盅内，隔水炖约1.5小时，至肉熟烂，加少许盐调味即可食用。

功　效　补肾健脑，养血安神。

适应证　适用于小儿调养保健。

小贴士

感冒时勿食用。

❸ 冬瓜益智盅

用　料　小冬瓜1只，猪肉或鸡肉100克，香菇、莲子（去心）10克。

制　法　香菇、莲子用清水浸泡1小时，香菇去蒂切粒备用。将冬瓜挖瓤洗净，沸水泡10分钟后取出，加入肉块、香菇、莲子及适当的调料，煮炖至熟烂，也可加入虾仁、鱿鱼须等。

功　效　助生长，益智慧。

适应证　适用于小儿调养保健。

小贴士

本汤方中的虾仁、鱿鱼须也可以干贝替代。

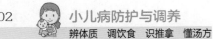

（七）助生长类汤方

❶ 菟丝子粥

用　料　菟丝子15克，蜜枣1个，粳米50克。

制　法　将菟丝子洗净捣碎，以纱袋包裹后加水煎汁备用。粳米淘洗干净后，与蜜枣一同置于砂锅内，加入菟丝子水，以文火煮熬成稀粥，即可食用。

功　效　补益肝肾，强壮身体。

适应证　适用于小儿调养保健。菟丝子性甘温，归肝、肾、脾经，《神农本草经》谓其"主续绝伤，补不足，益力气，肥健"，用于体弱虚衰、发育缓慢之小儿。

> **小贴士**
> 本汤方感冒时勿食用。

❷ 海马鸡汤

用　料　海马1对，鸡半只（约250克），枸杞子10克，麦冬10克，陈皮3克。

制　法　鸡洗净去皮，斩件，飞水去肉腥，与海马、枸杞子、麦冬、陈皮同置于砂锅内，加适量清水，煮沸后转文火煮2小时，以适量盐调味，即可食用。

功　效　补肝益肾，舒筋活络，助生长，强体魄。

适应证　适用于小儿调养保健，尤其适合生长发育期儿童。

> **小贴士**
> 海马性味甘、咸、温，入肝、肾经，本汤方中入陈皮可去海马之腥味，加麦冬才能补而不燥。

❸ 牛骨玉米汤

用　料　牛骨1条，玉米1条，胡萝卜100克，陈皮5克。

制　法　胡萝卜削皮切块，玉米洗净切段。牛骨剁块，洗净，放入沸水中煮5分钟，捞出洗净，再与胡萝卜、玉米、陈皮一同置于砂锅内，煮沸后转文火煮3小时，以适量盐调味，即可食用。

功　效　健脾开胃，助生长，强体魄。

适应证　适用于小儿调养保健，尤其适合生长发育期儿童。

（八）护眼明目类汤方

❶ 枸杞子菊花饮

用　料　枸杞子、菊花各15克，冰糖适量。

制　法　枸杞子、菊花洗净，放入沸水中煮1分钟，滤去清水后，与冰糖一起放入茶壶中，冲泡后即可饮用。

功　效　清肝明目。

适应证　适用于小儿调养保健，尤其适用于眼疲劳之儿童。

❷ 芝麻粥

用　料　黑芝麻20克，粳米50克，蜜枣1个。

制　法　将黑芝麻淘洗干净，晒干后炒熟，研碎。粳米淘洗干净后，与黑芝麻、蜜枣一同置于砂锅内，加清水煮成粥后，即可食用。

功　效　补肝肾，润五脏。

适应证　适用于小儿调养保健，尤其适合身体虚弱、贫血、视力疲劳的小儿。

💡 小贴士

《本草纲目》关于牛骨的记载是"甘，温，无毒"。牛骨头不仅味道鲜美，甘甜，还没有异味，老少皆宜。本汤方中加入玉米、胡萝卜可减缓牛骨温热之性，入陈皮可减少其肥腻之弊。

💡 小贴士

本汤方中枸杞子、菊花的比例，可根据小儿的情况进行调整。若小儿"热气"明显，有眼屎、口干、大便干结等表现，可减少枸杞子的用量，加大菊花量至20克。

💡 小贴士

学龄以上儿童使用本汤方，黑芝麻可以不研碎。

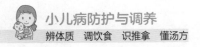
③ **红萝卜猪肝汤**

用　料　胡萝卜150克，猪肝120克，生姜2片。

制　法　猪肝洗净，切成薄片，用冷水或淡盐水浸泡30分钟，至水清，中间换水2~3次，再用淀粉、盐拌匀腌好待用。胡萝卜洗净去皮，切块，置于砂锅内，加入生姜及适量清水，煮沸后转文火煮约45分钟，再放入猪肝煮至熟，即可食用。

功　效　明目润肤，补肝养血。

适应证　适用于小儿调养保健。经常食用有益于眼睛健康，能够明目利眼。

④ **枸杞子猪肝汤**

用　料　枸杞子10克，猪肝120克，生姜2片。

制　法　猪肝洗净，切成薄片，用冷水或淡盐水浸泡30分钟，至水清，中间换水2~3次，再用淀粉、盐拌匀腌好待用。枸杞子洗净备用。在砂锅内加入生姜、枸杞子及适量清水，煮沸15分钟后，放入猪肝煮至熟，即可食用。

功　效　补益肝肾，明目利眼。

适应证　适用于小儿调养保健，可经常食用。

◎ 常见疾病的食疗

小儿脏腑娇嫩，脾常不足，其运化吸收功能不全，加之饮食不知自节，寒温不能自调，则外易为外邪所侵，内易为饮食所伤。所以，小儿其脏腑娇嫩的生理特点，本身就蕴含着一种亚健康状态和疾病易感状态。

中国人自古就有"药食同源"的说法，在中医诊疗中常用的药物包含不少日常的食物。另有"是药三分毒"之说，而且大多数小儿生了病都不愿吃药，增添了家长的烦恼。中医通过对食物属性的研究和分析，结合临证经验，总结出一系列食物疗法以发挥养生、防病、治病的作用。《山海经》《神农本草经》中记载了不少有疗疾效果的食物。唐代大医学家孙思邈所著的《备急千金要方》中，专写了一卷（卷二十六）"食治篇"，这是我国现存最早有关饮食疗法的专篇。孙思邈主张"凡疾病应先以食治，食治不愈，再予服药"。他提出"食治"不是要吃得多或是吃贵重食物，而在于食物能否有利于人体需要。

饮食疗法简称食疗，是以中医理论为基础，选用食物，或配合某种药物，经过烹饪加工，制作成具有药用效果的食品，以达到养生保健、治病、防病的目的，是中医治疗方法之一。饮食疗法在儿科运用广泛，可以缓解、调理甚至治愈小儿的多种疾病。下面为大家介绍一些小儿常见疾病的食疗方法，包括小儿发热、感冒、咳嗽、风热乳蛾、鼻出血、厌食、腹泻、呕吐、便秘、口疮、遗尿、尿频、夜啼、汗证、水肿、麻疹、水痘、痄腮、烂喉痧、儿童性早熟、疮疖、痱子等多种常见病。

（一）发热

发热是小儿最常见的临床症状，也是许多疾病的伴随症状。引起发热的原因很多，大致可分为感染性疾病和非感染性疾病两种，其中以感染性疾病，如感冒、上呼吸道感染、胃肠道感染最为多见。

小儿发热是指某种原因引起产热过多或散热障碍所致的体温超出正常范围（即腋探体温37.3℃以上）。按发热的高低可分为：①低热：37.4~38℃。②中度发热：38.1~39℃。③高热：39.1~41℃。④超高热：41℃以上。

1. 饮食宜忌　高热使各种营养代谢增加，氧消耗量增加，影响消化功能导致食欲不振或腹泻，故发热患儿宜进食流质、易消化的食物，如白粥，取其清热养胃生津的功效；或西瓜皮煲粥，或冬瓜薏苡仁煲水，有解暑生津利湿功效。热退之后，小儿多有饥饿感，应注意饮食不可太过，宜逐渐增加食物的分量和品种，以免余热未清，导致病情反复，即中医所谓的"食复"。此外，还应多食富含维生素的新鲜蔬菜和水果，如苹果、雪梨、鲜橙等。忌食辛辣燥热、煎炸、肥腻之品，如辣椒、巧克力、炸薯条、鸡肉、鸭肉、鹅肉、羊肉、牛肉等。

小儿出现发热是家长最为焦虑的问题，经治疗后一旦热退，家长们常常以为疾病已愈，不再就医。但小儿发热为邪正相争的热性疾病，热盛可伤及阴液，病后出现口干舌燥、烦躁易怒、纳食不香、睡眠欠安、大便干燥、夜间出汗等一系列阴虚火旺的症状，应引起家长的重视，及时寻求中医中药调理治疗，以达到患儿机体恢复正常的状态。

2. 饮食疗法

（1）冬瓜蝉蜕汤　冬瓜250克（连皮）洗净切块，蝉蜕6克，加水适量煎煮约15分钟后，加少许盐后代茶。适用于属风热或热性发热小儿。

（2）西瓜皮煲粥　西瓜皮100克，细大米50克，洗净后入锅，加水适量煮成粥，加少许盐后可食用。适用于夏日里之风热或热性发热小儿。

（3）生姜红糖茶　生姜（带皮）洗净，切3~4片，红糖10克，入锅后加适量清水，猛火煎煮约十分钟，即可饮用。适用于恶寒或寒战明显，属风寒束表或体虚小儿之发热。

（二）感冒

感冒是小儿时期最常见的疾病，由外感时邪引起，主要表现为发热、怕冷、鼻塞、流涕、咳嗽、头痛、身痛等，俗称"伤风"。一年四季均可发生，以冬春两季发病较多。中医学认为感冒有风热、风寒之分，治疗各有不同。

1. 饮食宜忌　饮食清淡，发热期间宜进食流质或易消化软食，多饮白开水，多进食新鲜水果。但在咳嗽频繁时则不宜进食水果等生冷之品，以免加剧咳嗽症状。

注意感冒时不能喂食过饱，因为感冒时胃酸和胃蛋白酶分泌都减少，消化能力减弱，所以要适当减少食量，以免引起积食。如进食过多，常会加重肠道负担，不利于疾病恢复。中医有"若要小儿安，常带三分饥与寒"的古训。《红楼梦》中曾提到"这贾宅中的风俗秘法，无论上下，只一略有些伤风咳嗽，总以净饿为主，次则服药调养"，这都说明了伤风感冒不能过于饱食的道理。

对反复感冒的小儿平日要注意饮食调理，做到营养均衡，注意多吃牛奶、肉类、蛋、水果、蔬菜等，同时应纠正小儿偏食。有些家长认为孩子体质差，会迷信补药，盲目让孩子吃参类、鹿茸类、虫草类等高级补品，其实只要喂养得当，根本不需给孩子服用补品。

2．饮食疗法

（1）冬瓜蝉蜕薏苡仁水　冬瓜250克（连皮）洗净切块，蝉蜕6克，薏苡仁6克，加适量清水煎煮约20分钟，取水代茶。

（2）淡菜瘦肉粥　瘦猪肉100克，淡菜20克（泡开洗净），加大米（淘净）50克，一同入锅煮成粥，加少许盐即可食用。

（3）蒸瘦肉水　瘦肉150克，剁碎后加入少许陈皮丝和盐拌匀，隔水蒸约20分钟，服肉汁。

（三）咳嗽

咳嗽是小儿肺系疾患中一个常见症候，咳嗽的致病原因虽多，但发病机制则较单一，无论是外感、内伤所致的肺失清肃，皆可发生咳嗽，尤其多见于3岁以下的婴幼儿。一年四季均可发生，以冬春两季发病率高。小儿咳嗽有外感咳嗽和内伤咳嗽之分，主要表现为咽部发痒、咳嗽、有痰、流涕，或有发热，可能会持续十天半个月。若咳嗽持续超过4周，胸部X线片未见明显异常，可考虑为慢性咳嗽，属中医久咳之范畴。

1．饮食宜忌　多饮水，注意饮食调摄，饮食以清淡易消化的食物为主，最好进食咸瘦肉粥、面条等，咳嗽时忌食生冷肥腻甘甜之品，不喝鱼汤、糖水，不吃甜品、水果和过于寒凉的食物。小心喂养，不要让食物呛入气管加重咳嗽，刺激痰液分泌。

2．饮食疗法

（1）南北杏猪腱汤　南杏、北杏各5克，蜜枣1个，猪腱肉100克。猪腱肉切块，飞水去肉腥，置于锅内，放入南杏、北杏、蜜枣，加适量清水煮沸后转慢火煮半小时，以少许盐调味，饮汤食肉。

（2）川贝瘦肉汤　川贝5克，蜜枣1个，瘦猪肉100克。猪肉切块，飞水去肉腥，置于锅内，放入川贝、蜜枣，加适量清水煮沸后转文火煮半小时，以适量盐调味，饮汤食肉。

（四）风热乳蛾

乳蛾是对发生在扁桃体上的疾病的称呼，形如乳头，状如蚕蛾，故以乳蛾称之。乳蛾一名最早见于《医林绳墨》，又有单双蛾之分。风热乳蛾为现代医学所说的急性扁桃体炎，是儿科常见的咽部疾病，常在季节交替、气候变化时发病。多发生于儿童、青年。常因感受风热时邪或多食辛辣燥热之品，致肺胃热盛、上壅咽喉而发病，表现为发热、咽痛、咽充血、扁桃体肿大，甚至表面有黄白色分泌物等。

1. 饮食宜忌　节其饮食，食物宜淡薄、易消化。应多饮水，吃富于营养易于消化的半流质饮食，如米汤、米粥、豆浆、菜泥等，并可进食清凉利咽之品，如荸荠、竹蔗、橄榄等煲水饮。避免进食煎、炒、热、辣之品。

2．饮食疗法

（1）皮蛋瘦肉粥　皮蛋1个（切碎），瘦猪肉100克，大米（淘净）50克。猪肉切片用盐腌片刻后，再用清水冲洗，与皮蛋、大米一同入锅，加水适量煮成粥，加少许盐即可食用。

（2）柴鱼花生粥　柴鱼100克，花生20克，大米（淘净）50克。柴鱼浸泡后撕成细条，与花生、大米一同入锅，加水适量煮成粥，加少许盐即可食用。

（3）淡菜或蚝干瘦肉汤　瘦猪肉100克，淡菜或蚝干20克（泡开洗净）。瘦猪肉切块，飞水去肉腥，放入锅内，再放入淡菜或蚝干，加适量清水煮沸后转文火煮半小时，以适量盐调味，饮汤食肉。

（4）咸蛋节瓜汤　咸蛋1个，节瓜200克。节瓜去皮切片，放入锅内，加适量清水煮沸后转慢火煮20分钟，再加入咸蛋煮10分钟，以适量盐调味即可食用。

（5）橄榄芦根茶　鲜芦根100克，橄榄2枚，加清水两碗煎至半碗，去渣饮用。

（五）鼻衄（鼻出血）

鼻衄是小儿常见的症状之一，俗称鼻出血。可由鼻部疾病引起，也可由全身疾病所致，多发生于过食燥热、煎炸食品之后，或外伤，用手抠挖鼻孔后，或可见于某些血液病。大部分小儿鼻出血都是良性的，且几乎都发生在鼻前部。常见于鼻内毛细血管破损。

鼻出血时，血液就会流到鼻腔后方、口腔，有的进入胃部引起不适，导致呕吐，有的则可能进入气管甚至肺部，引起剧烈咳嗽。此外，由于鲜血从鼻腔涌出，常会引起父母及小儿高度紧张。而且鼻衄常常反复发作，对父母造成一定的心理困扰，因此，应及时就医查明病因，及时治疗。食疗对于本病主要起到预防、减少复发的作用。

1. **饮食宜忌**　饮食上应少吃煎炸、肥腻食物，注意补充水分，多吃新鲜蔬果，进食富含蛋白质、维生素及铁剂的食物，如蜂蜜水、米汁、牛奶、果汁等，或吃一些半流质的食物，如粥、面条等。避免进食辛辣刺激及坚硬的食物。流鼻血期间，不要吃热食或热饮料，以免加重出血。

2. **饮食疗法**

（1）鲜藕汁饮　鲜莲藕300克洗净，磨烂挤汁50~100毫升，每次用少量白糖调匀、炖滚后服。可清热解暑，凉血止血。

（2）莲藕炖冰糖　鲜莲藕150克，洗净切薄片，置于炖盅内，加入冰糖10克，隔水炖1小时后即食用。

（3）鲫鱼豆腐汤　鲫鱼1条（约150克），豆腐200克。将鱼宰好洗净后，置于砂锅中，加适量清水煲45分钟后，加入豆腐再煮15分钟，以盐调味即可饮汤。有清肺热、降胃火、止鼻血的功效。

（4）茅根竹蔗马蹄饮　茅根15克，竹蔗150克，马蹄（去皮）3个，一同置于砂锅内，加入适量清水，煎煮1小时，即可饮用。有清热止血的作用。

（六）厌食

厌食症是指小儿排除了其他急、慢性疾病后较长时期的食欲不振或减退，无饥饿感，甚至拒食的一种病症。随着生活水平不断提高，独生子女的出现，小儿厌食症呈上升的趋势。该病反复不愈，可引起小儿抵抗力减弱，出现缠绵难愈的呼吸道感染，也可转化成营养不良，影响健康成长。

本病可发生于任何季节，但夏季暑湿当令之时，症状可加重。各年龄儿童均可发病，以1～6岁多见。以厌恶进食为主要临床症状，其他症状也以消化功能紊乱为主，如嗳气恶心、强迫进食或多食后腹胀，甚至呕吐、大便不调、形体偏瘦等。本病迁延不愈，可合并贫血，或可缓慢消瘦，逐渐发展为营养不良。

1. 饮食宜忌　小儿"乳贵有时，食贵有节"。饮食要定时定量，注意营养均衡，不偏食，少吃零食，尽量不吃冰冻生冷的饮料，以免冲淡消化液。

饮食宜清淡，多进食易消化且富营养、健脾之品，如胡萝卜、山药、麦芽、豆浆等。

2. 饮食疗法

（1）鸭肫山药薏苡仁粥　腊鸭肫（鲜品也可）1个，山药、薏苡仁各10克，粳米100克。将鸭肫洗净切碎，与山药、薏苡仁、粳米同置于砂锅内，加水适量，以文火煮成稀粥。

（2）蚝干瘦肉汤　蚝干30克，瘦猪肉150克。蚝干浸泡；瘦猪肉切块，飞水去肉腥。一同再放入锅中加适量清水，武火煮沸转文火煲1—2小时，以盐调味，食用。

（3）燕窝炖瘦肉　燕窝5克，瘦猪肉30克。燕窝浸泡4小时，拣去杂质；瘦猪肉切片，同放入参盅内，加100～120毫升开水，隔水炖1～2小时后食用。

（4）山药煲白鲫鱼汤　白鲫鱼1条，去肚洗净；山药10克（干品），陈皮3克。一同放入锅中，加适量清水，煮半小时，以适量盐调味，即可饮用。

（七）腹泻

腹泻是指由不同原因引起的以大便次数增加，大便稀烂，或如水样为特征的消化道疾病，为婴幼儿时期的常见病。四季皆有发生，以夏秋两季发病较多。

小儿消化系统发育尚未成熟，功能不完善，胃液酸度偏低，抗感染能力低，对食物的耐受力差，如果受冷、受热、吃了不洁或不消化食物、感冒发热等都会发生腹泻。婴幼儿生长发育迅速，所需的营养物质相对较多，胃肠道的负担较重，也是引起婴幼儿腹泻的重要原因。

主要表现为大便次数增多，每天3次以上，呈稀便或水样便，常伴恶心、呕吐、腹痛、腹胀，食欲减退，严重者拒食。病情严重可伴有发热、烦躁不安、精神萎靡。如出现口渴不安，皮肤苍白、干燥、弹力减低，前囟及眼窝凹陷，眼泪、尿量减少等症状，表示小儿已有脱水。

1. **饮食宜忌**　饮食方面存在一个要改变观念的问题，有些医师从腹泻一开始就禁食，大便次数会减少，但腹泻患儿进食量本已较少，丢失更多，若再给予禁食，会影响小儿的营养状况，一些本有营养不良的患儿会因此而死亡，故世界卫生组织及中国腹泻方案都认为腹泻时应鼓励患儿进食，禁食是有害的。

腹泻时应予清淡、易消化流食或半流食，如米汤、白粥等，小婴儿可用稀释奶进行喂食。腹泻次数较多时，可进食淡盐水或口服补液盐。不吃生冷、肥腻和刺激类食物，也不进食导致腹胀的食物，如芋头、番薯、黄豆、鱼汤等。

2. **饮食疗法**

（1）芡实粥　用芡实煎水至芡实开花，滤出芡实，取芡实水加米、少许陈皮煮粥，以盐调味后分少量多次服食。

（2）山药糊　将山药研成粉末状，每次用6~12克，加适量糖温水调好，置文火上熬成糊。每天3次，适用于腹泻病程较长者服食。

（八）呕吐

呕吐是临床上的常见症状，是指由于食管、胃或肠道呈逆向蠕动，并伴有腹肌强有力痉挛性收缩，迫使胃或部分小肠内容物从口鼻腔涌出所致。频繁和剧烈的呕吐，可引起失水、电解质紊乱和营养障碍等。呕吐是小儿时期常见的临床症状，不同年龄不同种疾病均可引起呕吐。

呕吐可以是独立的症状，也可以是原发病的伴随症状。单纯呕吐是把吃进去的生、冷食物及腐败有毒食品吐出来，也是机体的一种保护功能。遇到孩子呕吐家长不要惊慌，应注意观察病情，正确护理。

1. 饮食宜忌　呕吐轻者给易消化的流质或半流质食物，少量多次进食为宜，或加少许生姜汁，也宜少量多次进食。对顽固的呕吐，开始应禁食4~6小时，待病情缓解后，酌情增加饮食。注意饮食宜定时定量，不宜太饱，不要过食辛辣和肥腻的食物。哺乳时不宜过急，防止吞进空气。哺乳后，可抱正身体，轻拍背部，使吸入的空气得以排出。呕吐时宜令患儿侧卧，以防呕吐物呛入气管引起窒息。

2．饮食疗法

（1）陈皮煲白粥　大米（淘净）50克，陈皮6克，一同放入砂锅，加水适量，以文火煮成稀粥，加少许盐后可食用。

（2）柿蒂竹茹茶　柿蒂6克，竹茹10克，洗净后加水200毫升，煎水至100毫升，分次代茶饮用。

（3）生姜蜂蜜茶　生姜6克，加适量水，猛火煎煮约15分钟，去渣取汁，待姜汁稍凉后，调入少许蜂蜜，即可饮用。

（九）便秘

便秘是指大便秘结不通，排便次数减少或排便间隔时间延长、或大便坚涩排出不畅的病证。便秘包括器质性便秘和功能性便秘两大类，功能性便秘约占小儿便秘的90%以上。本病一年四季均可发生，以2~14岁的小儿发病率较高，随着小儿食谱的变化和生活习惯的改变，本病呈上升趋势。便秘反复发作，易造成肛裂，迁延不愈者，可引起脱肛、痔疮等疾病。

1. 饮食宜忌　人工喂养儿易发生便秘，可适当减少牛奶的喂入量，添加辅食，如牛奶中加糖，喂食蜂蜜、梨汁、橙汁、番茄汁、菜汁等，以刺激肠蠕动，促进排便。幼儿可多进食蔬菜、水果、粗粮、番薯，水果可选择香蕉、梨、桃、奇异果、火龙果等。对营养不良的患儿应加强营养，增强体质，使腹壁和肠壁增厚，张力增加，从而改善便秘的症状。不宜过食高蛋白食物，如鸡蛋、牛肉、虾、蟹等。母乳喂养的婴儿出现便秘时，可另加润肠食物，如加糖的菜汁、橘子汁、蜜糖水、甜炼奶等。忌食辛辣燥热之品，如姜醋蛋、辣椒、羊肉等，少食易引起便秘的水果，如石榴、橘子、榴梿等。

2．饮食疗法

（1）核桃仁粥　核桃仁30克，细大米适量。将核桃仁捣碎，细大米淘净，加水适量煮成粥。经常服食。

（2）藤菜汤　藤菜250克，瘦猪肉100克。藤菜洗净。瘦猪肉切块，飞水去肉腥，再放入锅内，加适量清水煮沸后转文火煮半小时，加入藤菜煮至熟烂，以油盐调味，饮汤食菜肉。

（3）雪梨煲猪胰汤　雪梨1个，猪胰腺半条。雪梨洗净，连皮切成4份，去心，与猪胰腺同放入砂锅内，加适量清水武火煮沸转文火煲至雪梨熟烂即可，饮汤。

（4）番薯糖水　番薯250克，去皮切块；陈皮3克。一同置于锅中，加适量水煲至番薯熟烂，再加入少许红糖，即可食用。

（十）口疮

小儿口疮是小儿口腔不卫生造成的舌尖或口腔黏膜发生的病变，易引起小儿进食不畅。以齿龈、舌头、两颊、上颚等处出现白色溃疡，伴有口腔疼痛、流口水或发热、周身不适为特征。小儿口疮一年四季均可发病，易发生在春秋季节，发病年龄以2~4岁为多见，一般预后良好，若体质虚弱，则口疮可反复出现，迁延难愈。

1．饮食宜忌　注意饮食卫生，保持口腔清洁。科学喂养，多喝水，多吃新鲜水果及蔬菜，宜食流质或半流质易消化的食物，如冬瓜扁豆薏苡仁粥、淡奶、豆浆、赤小豆粥、草龟土茯苓汤等。多食富含维生素C、维生素B族的食物，如西瓜、橙、糙米粥等。忌食肥甘厚腻、辛辣、燥热之品，如牛羊肉、虾、蟹、杧果、榴梿等。患病时不可进食刺激、过硬、过酸、过甜的食物，以免加剧口腔疼痛。

2．饮食疗法

（1）胡萝卜马蹄瘦肉汤　胡萝卜、马蹄各100克，去皮洗净，胡萝卜切块；竹蔗100克，洗净；瘦猪肉150克，切块，飞水去肉腥。一同放入锅中加适量清水，武火煮沸转文火煲1~2小时，以盐调味，可食用。

（2）竹叶卷心冰糖茶　清晨八时左右采取竹叶卷心1扎，洗净后加水150毫升，加入冰糖10克，煎水至90毫升，去渣，代茶饮用。

（3）夏枯草茶　夏枯草15克，洗净，与红糖10克同置于砂锅中，加入清水200毫升，煎至约100毫升，去渣，代茶饮用。

（十一）遗尿

遗尿是指3岁以上的小儿日间或夜间的不自主排尿，以夜遗多见，睡中小便自遗，醒后方觉的一种病症。3岁以下的小儿，由于智力发育尚未完善，排尿的正常习惯还未养成，若贪玩少睡、过度疲劳，均可引起暂时性遗尿，此类不属病态。若3岁以上小儿仍不能自控排尿，睡眠时常常遗尿，形成惯例，则为病态。本病多见于10岁以下儿童，若经久不愈，可影响小儿的精神和生活。

1．饮食宜忌　注意对小儿体质进行调养，多食核桃、芡实、栗子（板栗）、莲子、益智仁、龟肉、猪肾、猪小肚等健脾固肾之品。晚饭少饮寒凉的汤水、汤药，少吃稀饭，夜宵不要吃得过多，更不要喝糖水、甜奶。睡前不宜吃流质食物，如牛奶、汤水等，忌食生冷、寒凉滑利的食品，如西瓜、冬瓜、香蕉、马蹄、葡萄（菩提子）、茭笋、菠菜、空心菜等。

2．饮食疗法

（1）芡实猪小肚汤　芡实10克，陈皮3克；猪小肚（猪膀胱）1个，以食盐洗净去除异味。一同置于砂锅中，加入适量清水，武火煮沸转文火煲1~1.5小时，以盐调味，饮汤。

（2）核桃仁山药瘦肉汤　核桃仁20克，山药（干品）15克，猪瘦肉150克。瘦猪肉切块，飞水去肉腥，与核桃仁、山药一同放入锅中，加适量清水，武火煮沸转文火煲1~2小时，以盐调味后食用。

（3）沙虫干猪腱汤　沙虫干15克，猪腱子肉150克，陈皮5克。沙虫干浸泡，洗去沙子；猪腱子肉洗净，以沸水飞水去肉腥。全部食材一同置于砂锅中加入适量清水，武火煮沸后转文火煲1小时，以盐调味后食用。

（十二）尿频

尿频是小儿常见的一种泌尿系疾病，以小便频数为特征，表现为白天或睡前小便频急而数，几分钟或十几分钟一次，尿量少，无尿痛，尿液检查及尿液培养均无异常，本病可归属西医神经性尿频的范畴。好发于学龄前儿童，女孩发病高于男孩。尿频小儿常因无法忍耐而尿湿裤子，可继发尿路感染或外阴湿疹，且尿频还可引发小儿的心理障碍，影响小儿身心健康，因此，应引起家长的高度重视。

引发本病的主要因素：①小儿大脑皮层发育尚不够完善，对排尿中枢的抑制功能较差，容易受外界不良刺激的影响而出现障碍。②一些引起小儿精神紧张、对精神状态造成不良刺激的因素。例如生活环境的改变，小儿对刚入托不适应，被寄养给他人抚养，父母的突然分离、亲人的死亡，以及害怕打针、考试或对某种动物的惧怕等，这些都可能使小儿精神紧张、焦虑，使抑制排尿的功能发生障碍，结果表现出尿频、尿急。

1. **饮食宜忌**　注意避免受凉，控制情绪，加强锻炼。饮食清淡，少吃肉，多吃蔬菜。多吃清热利湿的食物，如冬瓜、西瓜、梨、玉米、眉豆等，以及一些富含维生素B_1的食物，如豆、坚果类（花生、核桃、栗子）。忌食湿热食物，少食柑、橘子、杧果、香蕉、菠萝等水果及油炸肥腻食品。注意饮食卫生，不吃生冷、坚硬及变质的食物，禁酒及辛辣刺激性强的调味品。

2. **饮食疗法**

（1）玉米须茶　玉米须10克，洗净，加水煎煮，取汁代茶。

（2）马蹄玉米猪腱汤　马蹄、玉米（连心）各100克，去皮洗净；玉米切块；猪腱子肉150克，切块，飞水去肉腥。一同放入锅中加适量清水，武火煮沸转文火煲1~2小时，以盐调味，即可食用。

（3）薏苡仁芡实瘦肉汤　薏苡仁、芡实各10克，陈皮3克，瘦猪肉150克。瘦猪肉切块，飞水去肉腥，与其他食材一同放入锅中加适量清水，武火煮沸转文火煲1~2小时，以盐调味，即可食用。

（4）山药猪腰汤　山药（干品）15克，陈皮5克，猪腰1个。猪腰剖开去筋膜，飞水去肉腥后，切块，与其他食材一同置于砂锅中，加适量清水，武火煮沸转文火煲1小时，以盐调味，即可食用。

（十三）夜啼

有些小儿白天安静，一切如常，入夜则啼哭不安，或每夜定时啼哭，甚至通宵达旦，中医称之为"小儿夜啼"。本病不包括小儿消化不良、发热或其他疾病引起的啼哭。多见于初生儿及婴儿，足够的睡眠是儿童健康的重要保证，若夜间啼哭不止，睡眠不足，生长发育就会受到影响。此外，小儿夜啼往往使家长烦恼不堪，既令家人无法入睡，穷于应付，又影响到左邻右舍休息。

1. 饮食宜忌　注意饮食卫生，进食易消化之品，乳母不可进食辛辣、寒凉或肥甘厚腻之品，多吃蔬菜、水果。中医认为"胃不和则卧不安"，故对夜啼的小儿应特别注意饮食有节，勿过饥过饱，勿过寒过热，不吃难消化、甜腻或刺激性食物，如巧克力、糖果、可乐、咖啡、茶水等。

2．饮食疗法

（1）浮小麦瘦肉汤　浮小麦5~10克，瘦猪肉50克。瘦猪肉切块，飞水去肉腥，与浮小麦一同放入锅内，加适量清水煎煮，取汁饮用。本汤若用于6个月以下小婴儿，则无需加瘦猪肉。

（2）灯心竹叶钩藤饮　灯心草3扎，竹叶3克，钩藤6克，一同加入锅中，加清水适量，煎煮至60毫升左右，去渣代茶。适用于夜啼、烦躁、眵多、大便干结的小儿。

（3）龙眼粥　龙眼肉10克，粳米30克。粳米淘洗干净后，与龙眼肉一同置于砂锅，加水适量，煮成稀粥。适用于夜啼日久，伴食欲缺乏、神倦、面色苍白、大便稀溏的小儿。

（4）莲子百合粥　百合15克，莲子（连心）15克，粳米30克。粳米淘洗干净后，与其他食材一同置于砂锅中，加适量清水，煮成稀粥。适用于夜啼，伴心烦、夜间多汗、手足心热的小儿。

（十四）汗证

小儿汗证是指小儿在安静的状态下（如静坐、静卧、睡眠等），全身或身体某些部位汗出很多，或大汗淋漓不止为主要特征的一种病症。若因天气酷热、衣着失宜、食用姜椒辣物，或突受惊吓，或外感风热、暑热引起出汗，不归入小儿汗证的范畴。

小儿汗证有自汗、盗汗之分，睡中出汗，醒时汗止，为盗汗；不分寤寐，无故汗出者称为自汗。小儿汗证往往自汗、盗汗并见。本病多发生于2~6岁体质虚弱的儿童，中医认为"汗为心之液"，汗出过多可耗损心液，小儿可出现怕冷、疲乏、易感冒等，故应及时治疗。

1. 饮食宜忌　汗出过多易致津伤气耗，应多饮开水，补充容易消化而营养丰富的食物，如粥、牛奶、蔬菜、水果等。可多食健脾之品，如莲子、芡实、山药、扁豆等。勿食生冷、辛辣、煎炸、肥腻、刺激之品。

2．饮食疗法

（1）泥鳅瘦肉汤　泥鳅100克，清水中养1天，让其排出肠内污物。瘦猪肉50克，陈皮5克。泥鳅放铁镬内用少许食油煎至淡黄色；瘦猪肉切块，飞水去肉腥后，与泥鳅、陈皮一同放入砂锅内，加适量清水煲，文火煲1小时，煲成1碗，以盐调味后食用。

（2）浮小麦淡菜瘦肉汤　浮小麦30克，淡菜20克，瘦猪肉100克。瘦猪肉切块，飞水去肉腥后，与浮小麦、淡菜一同放入砂锅内，加适量清水，煲1小时，以盐调味后食用。

（3）浮小麦大枣粥　浮小麦20克，大枣（去核）3枚，粳米50克。粳米淘净后与浮小麦、大枣同置于砂锅内，加适量清水煮成稀粥。

（4）羊肚山药陈皮粥　山药15克，陈皮5克，羊肚100克。羊肚洗净，切丝，飞水去肉腥后，与山药、陈皮一同放锅内，加适量清水，煮成稀粥，以盐调味便可食用。

（十五）麻疹

麻疹是一种急性发疹性传染病，以发热3~4天后，皮肤出现红色如麻粒大小疹子为特征。麻疹主要发生于儿童，四季均可发病，但以冬春两季较多，传染性极强，易于引起流行。麻疹是儿科古代四大要证"麻、痘、惊、疳"之一，严重危害小儿身体健康，麻疹若护理治疗失当，可出现肺炎、心力衰竭等变证和重症，甚至危及生命。我国自20世纪60年代使用麻疹减毒活疫苗进行预防接种后，本病发病率显著下降，大流行得到有效控制，但仍有散发或聚集性病例，且症状较轻，病程较短，发展为重症者较少。麻疹患病后一般可获得终生免疫。中医学根据麻疹的发病特点及病程，将麻疹分为：初热期、见形期、疹没期。

1．饮食宜忌　注意补充水分，饮食应清淡、易消化。见形期忌油腻辛辣之品，如牛羊肉、鹅鸭肉、虾蟹等。可给予甘蔗、马蹄、鲜芦根、胡萝卜等煎水代茶。疹没期适当增加营养丰富的食物，如牛奶、咸瘦肉粥等，但要注意不可过多进食高营养、高热量食物，以防损伤脾胃功能而引起"食复"。

2．饮食疗法

（1）芫荽马蹄饮　芫荽50克，马蹄250克，竹蔗250克。马蹄连皮洗净，与竹蔗同置砂锅中，加入适量清水，煮约1小时，再入芫荽煮片刻，即可饮用。具有清热透疹的作用，适用于麻疹的初热期和见形期。

（2）夏枯草红糖茶　夏枯草15克，与红糖10克同置于砂锅中，加入清水200毫升，煎至约100毫升，去渣，代茶饮用。有清热解毒的功能，适用于麻疹的见形期。

（3）竹蔗茅根饮　竹蔗250克，鲜茅根15克，胡萝卜100克。上述食材洗净，竹蔗、胡萝卜切段，一同置于砂锅中，加入适量清水，猛火煎煮约1小时，取汁代茶。有清热、生津、消食作用，适用于麻疹的见形期和疹没期。

（4）莲子百合粥　百合15克，莲子（连心）15克，粳米30克。粳米淘洗干净后，与百合、莲子一同置于砂锅中，加适量清水，煮成稀粥。适用于麻疹恢复期食欲缺乏、烦躁、手足心热者。

（5）雪梨银耳瘦肉汤　雪梨1个（洗净、去心，切成大块），银耳50克（泡开），瘦猪肉100克。瘦猪肉切块，飞水去肉腥后，与雪梨、银耳一同放入砂锅内，加适量清水，煲1小时，以盐调味，便可食用。有清余热，养阴津之功效，适用于麻疹疹没期。

（十六）水痘

水痘是由于感染水痘病毒引起的一种急性传染病，传染性很强，常容易造成流行。全年都可发病，以冬春两季较多。任何年龄皆可发病，以1~6岁小儿发病较多。以发热、皮肤及黏膜分批出现斑疹、丘疹、疱疹、痂疹同时存在为特征，俗称"四代同堂"。因其疱疹内含水液，形态椭圆，状如豆粒，故称为"水痘"。患病后大多可获得终生免疫，二次感染水痘者极少。

1. 饮食宜忌　宜多饮水，多吃新鲜水果及蔬菜，进食易消化及营养丰富的饮食，如白粥、米汤、牛奶、咸瘦肉粥等。忌食肥腻煎炸及姜椒辣物，如牛羊肉、鹅鸭肉、虾蟹等。水痘与麻疹不同，出疹越少越好，不需透疹，故不宜用芫荽煮水内服或外洗。

2．饮食疗法

（1）夏枯草红糖茶　夏枯草15克，与红糖10克同置于砂锅中，加入清水200毫升，煎至约100毫升，去渣，代茶饮用。

（2）胡萝卜马蹄饮　胡萝卜100克，马蹄250克。胡萝卜削皮切段，马蹄连皮洗净，同置于砂锅内，加适量清水，猛火煮约1小时，取汁代茶。

（3）淡菜瘦肉粥　瘦猪肉100克，淡菜20克（泡开洗净），大米（淘净）50克。一同入砂锅熬煮成粥，加少许盐即可食用。

（4）赤小豆薏苡仁粥　赤小豆30克，薏苡仁15克，大米（淘净）50克，一同入砂锅煮成粥，加少许盐即可食用。

（5）绿豆汤　绿豆50克，陈皮5克。一同置于砂锅内，加适量清水，煮至绿豆开花，加入少许红糖，代茶饮用。

（十七）痄腮

痄腮又名流行性腮腺炎，是由腮腺炎病毒所引起的一种急性传染病，以发热、耳下腮部肿胀疼痛为主要特征。本病全年都可发生，但以冬春两季多见，散发为主，亦可引起流行。以5~9岁小儿为多，6个月以下的婴儿则很少发病，年长小儿可并发睾丸炎、卵巢炎，个别病例可并发脑膜脑炎，但一般预后较好，患病后可获得终身免疫。

1. 饮食宜忌 饮食宜清淡，宜进食易消化、清淡流质、半流质食物或软食，如白粥、水汤、牛奶、面条、鲜榨西瓜汁、甜橙汁等。每餐后用淡盐水漱口，保持口腔清洁。忌食酸辣、辛燥、肥腻、硬实之品，如牛羊肉、鸡鸭鹅肉、虾蟹、煎炸品、咖喱食物等。

2. 饮食疗法

（1）夏枯草红糖茶 夏枯草15克，与红糖10克同置于砂锅中，加入清水200毫升，煎至约100毫升，去渣，代茶饮用。

（2）蚝干陈皮粥 蚝干20克，陈皮5克，大米（淘净）50克。一同入锅煮成粥，加少许盐即可食用。

（3）猫爪草瘦肉汤 猫爪草10克，瘦猪肉100克。瘦猪肉切块，飞水去肉腥后，与猫爪草一同放入砂锅内，加适量清水，煲1小时，以盐调味，便可食用。

（4）青榄瘦肉汤 青榄（切开连核）3~5枚，瘦猪肉100克。瘦猪肉切块，飞水去肉腥后，与青榄一同放入砂锅内，加适量清水，煲1小时，以盐调味后食用。

（5）白鲫鱼豆腐汤 白鲫鱼（去鳞、去腮肚、洗净）1条，豆腐100克，陈皮5克。白鲫鱼加少油煎至淡黄色，与豆腐、陈皮一同置于砂锅内，加适量清水煲约30分钟，加盐调味后食用。

（6）浙贝猪腱汤 浙贝10克，猪腱肉150克。猪腱肉切块，飞水去肉腥后，与浙贝一同放入砂锅内，加适量清水，煲1小时，以盐调味后食用。

（十八）烂喉痧

烂喉痧又称为猩红热，是由于乙型溶血性链球菌感染引起的急性呼吸道传染病，可通过空气飞沫直接或间接传染，以发热、咽喉肿痛，或伴腐烂、全身弥漫性猩红色皮疹为特征。常呈散发性流行，多于冬春季发病，以2~8岁小儿多见。预后多属良好，部分患儿也可并发心肌炎、肾炎等。发病后常获得持久免疫力，但也有二次发病者。

1. **饮食宜忌** 饮食宜清淡，多饮水。每餐后用淡盐水漱口，以保持口腔清洁。应进食易消化的流质或半流质，如白粥、米汤、牛奶、素面、鲜橙汁等。忌食辛辣、燥热、煎炸、肥腻之品，如牛肉、羊肉、鸡肉、鸭肉、鹅肉、虾蟹、煎炸品、巧克力、咖啡等。疾病恢复期，皮疹已退，开始脱屑时，可适当补充养阴之品，如雪梨、银耳、百合、麦冬、沙参、太子参、山药等。

2. **饮食疗法**

（1）金银花红糖茶 金银花15克，与红糖10克同置于砂锅中，加入清水200毫升，煎至约100毫升，去渣，代茶饮用。

（2）淡菜瘦肉粥 瘦猪肉100克，淡菜20克（泡开洗净），大米（淘净）50克。一同入锅煮成粥，加少许盐即可食用。

（3）青榄瘦肉汤 青榄（切开连核）3~5枚，瘦猪肉100克。瘦猪肉切块，飞水去肉腥后，与青榄一同放入砂锅内，加适量清水，煲1小时，以盐调味后食用。

（4）竹蔗茅根饮 竹蔗250克，马蹄（洗净，连皮）100克，胡萝卜100克。上述食材洗净，竹蔗、胡萝卜切段，一同置于砂锅，加入适量清水，猛火煎煮约1小时，取汁代茶。

（5）雪梨银耳莲子瘦肉汤 雪梨1个（洗净、去心，切成大块），银耳50克（泡开），瘦肉100克，莲子10克（去心）。瘦猪肉切块，飞水去肉腥后，与其他食材一同放入砂锅内，加适量清水，煲1小时，以盐调味，便可食用。有清热养阴、健脾之功效，适用于猩红热疹退恢复期。

（6）石斛猪腱汤 石斛（干品）10克，猪腱肉150克。猪腱肉切块，飞水去肉腥后，与石斛一同放入砂锅内，加适量清水，煲1.5小时，以盐调味，便可食用。有清虚热、养胃阴之功效，适用于猩红热疹退恢复期。

（十九）儿童性早熟

性早熟是指女孩8岁以前，男孩9岁以前，出现与年龄不相应的第二性征，如女孩乳房增大、阴毛腋毛生长、阴道流血，男孩出现生殖器增大、遗精，并可伴有身高快速增长的现象。

随着生活水平的提高，孩子生长发育加速，儿童及青少年普遍比父辈身材高大，性发育及性成熟有提前趋势。按以往正常的青春期发育规律，乳房12~13岁开始发育，月经初潮大多在15~16岁出现，而目前的女孩10岁左右乳房发育，12~13岁月经初潮，此均属正常的范畴。

随着我国独生子女日益增多和生活条件的改善，家长盲目追求高营养饮食、随意给健康儿童进补的现象十分普遍。据不完全抽样调查统计，约有15%的儿童发育提前，有性早熟的趋势，性早熟的发病率显著增高，已成为常见的小儿内分泌疾病之一，应引起家长的高度重视。

1. 饮食宜忌　保持营养均衡，多进食粗粮，如玉米、番薯、芋头等，多吃海鱼、海带、蔬菜、水果等。不可盲目进补，不可妄用人参、冬虫夏草、蜂胶、雪蛤等。在日常饮食中，家长应该避免让孩子吃鸡、鸭、鹅的脖子及牛鞭、牛睾丸之类的动物性器。中医认为，随意给健康儿童进补，或恣食肥甘厚腻及血肉有情之品，可助气长火，暗耗阴液，肾阴不足，相火偏亢，则导致天癸（月经）早至，第二性征提早出现。性早熟儿童不应该吃油炸类食品，特别是炸鸡、炸薯条和炸薯片，这类食品含有非常高的热量，也是导致性早熟的一个非常重要的原因。一些含植物类激素的食物也不适合食用，如黄豆及其制品、木瓜、榴莲等。另外，不合时节、色彩形状异常的蔬果，如冬季的草莓、西瓜、西红柿等，春末的苹果、橙和桃，这类蔬菜水果都有可能导致儿童提前性早熟，也应避免食用。

2. 饮食疗法

（1）沙参玉竹脊骨汤　沙参15克，玉竹15克，陈皮3克，猪脊骨150克。

猪脊骨飞水去肉腥后，与沙参、玉竹、陈皮同置砂锅中，加入适量清水，煲1~2小时，加少许盐调味，即可食用。

（2）薏苡仁莲子山药粥　薏苡仁15克，莲子20克，山药15克。将薏苡仁、莲子、山药洗净，加清水适量，用武火煮沸后，改用文火煮至粥成，加少许盐调味，即可食用。具有健胃利湿作用，适用于脾胃亏虚型儿童性早熟。

（3）胡萝卜白鲫鱼汤　胡萝卜100克，陈皮5克。胡萝卜去皮洗净，切块，白鲫鱼去鳞及内脏，加少许油在锅里煎至金黄色。上述食材一同置于砂锅中，加适量清水，武火煮沸转文火煲1小时，以盐调味，可食用。

（4）枸杞子山药瘦肉汤　枸杞子10克，山药（干品）20克，瘦猪肉100克。瘦猪肉飞水去肉腥后，与枸杞子、山药一同置于砂锅中，加入适量清水，煲1~2小时，加少许盐调味，即可食用。

（5）石斛猪腱汤　石斛（干品）10克，猪腱肉150克。猪腱肉切块，飞水去肉腥后，与石斛一同放入砂锅内，加适量清水，煲1.5小时，以盐调味，即可食用。有清热养胃之功效，适用于性早熟小儿伴食欲较强、面部痤疮等。

（6）玫瑰菊花茶　玫瑰10克，菊花15克，冰糖适量。一同放入锅中，加入适量水，煮沸后可饮用。具有清热疏肝之功效，适用于性早熟伴见烦躁易怒、心情不畅者。

（二十）疮疖

疖肿俗称"热疖头"，疮疖是一种生于皮肤表浅部位的急性化脓性疾患。好发于夏秋季，多见于小儿，以5岁以下小儿多见。任何部位都可发生，但以头面、背部为多，疖肿单发或仅数个。以局部发红，灼热，疼痛，突起根浅，肿势局限，脓出即愈为特征。轻者一般无全身症状，重者可出现全身不适，发热、心烦口苦、大便干结、尿赤。多为外感热毒，或湿热内蕴，热毒不得外泄，阻于肌肤所致。部分患儿可缠绵难愈或反复发作，因此，家长应引起重视，加强调护和饮食调理，促进疮疖愈合，避免复发。

1. 饮食宜忌　饮食宜清淡易消化，如白粥、咸瘦肉粥、素面、牛奶等，可适当进食具有清凉解毒作用的食物，如菊花、芹菜、绿豆芽等。宜食的食品包括：赤小豆、蜂蜜、生黄豆、柚子、油菜、水蛇、绿豆、紫菜、梨等。忌食辛辣刺激、燥热、油腻及煎炸烧烤之食物，如辣椒、咖喱、巧克力、杧果、榴莲、荔枝、牛肉、羊肉、公鸡肉、鸭肉、鹅肉、虾、蟹等。

2．饮食疗法

（1）金银花菊花红糖饮　金银花10克，菊花10克，红糖10克。一同置于砂锅中，加入清水200毫升，煎至约100毫升，去渣，代茶饮用。

（2）绿豆海带汤　绿豆50克，海带15克（洗净浸泡后使用），陈皮5克，红糖10克。一同置于砂锅中，加入清水适量，煎煮约1小时后可食用。

（3）土茯苓猪腱汤　土茯苓100克，猪腱肉150克，陈皮5克。猪腱肉切块，飞水去肉腥后，与土茯苓、陈皮一同放入砂锅内，加适量清水，煲1.5小时，以盐调味，即可食用。

（4）苦瓜蚝干瘦肉汤　苦瓜100克，蚝干30克，瘦猪肉100克。苦瓜切开去瓤，切段；蚝干洗净浸泡半小时；猪肉切块，飞水去肉腥。上述食材一同放入砂锅内，加适量清水，煲1小时，以盐调味，即可食用。

（5）丝瓜香菇汤　丝瓜100克，香菇20克，生姜适量。丝瓜削皮洗净，香菇洗净浸泡半小时，香菇、生姜同置砂锅中，加入适量清水煎煮约20分钟，再加入丝瓜煮10分钟，加适量盐，即可食用。

（二十一）痱子

痱子又称"热痱"，是夏季或炎热环境下常见的炎症性皮肤病。多见于3岁以下婴幼儿。高温闷热环境中，皮肤出汗过多又不能很快蒸发，导致排汗的皮肤出口阻塞，汗管内的汗液不能往外排，导致汗液潴留、汗液外渗周围组织，形成丘疹、水疱或脓疱。表现为散发于脸、颈、胸上部或皮肤多褶缝处的红色斑丘疹，大如针尖或红晕成片，刺痒，遇热瘙痒更剧。痱子一般长在出汗多的部位，比如头皮、前额、胸壁、背部。

1. 饮食宜忌　饮食宜清淡易消化，多饮水，宜进食具有清热解毒、利尿消暑作用之食物，如绿豆、赤小豆、金银花、西瓜、绿豆衣、绿豆芽、香瓜、马蹄、橘子、甘蔗、杨梅、薏苡仁、扁豆、荷叶、藕汁、海带、萝卜、冬瓜等。忌食辛辣刺激性、煎炒、油炸、肥腻的食物，如辣椒、花椒、生姜、大蒜、牛羊肉、鹅鸭肉、鱼腥海鲜等发物。

2．饮食疗法

（1）鸽子绿豆汤　鸽子1只，绿豆50克，陈皮5克。鸽子去脏洗净，切块，飞水去肉腥后，与绿豆、陈皮同置于砂锅内，加适量清水，煮沸后改用慢火，煲1~2小时，加少许盐调味，即可食用。

（2）海带冬瓜脊骨汤　海带15克（洗净浸泡后使用），冬瓜100克，猪脊骨150克，陈皮3克。猪脊骨飞水去肉腥后，与海带、冬瓜、陈皮同置砂锅中，加入适量清水，煲1~2小时，加少许盐调味，即可食用。

（3）荷叶薏苡仁瘦肉汤　荷叶（干品）1张，薏苡仁15克，陈皮5克，瘦猪肉150克。瘦猪肉飞水去肉腥后，与其他食材一同置于砂锅内，加适量清水，煮沸后改用慢火，煲约1小时，加少许盐调味，即可食用。

（4）百合莲子猪腱汤　百合15克，莲子15克，猪腱肉150克。猪腱肉飞水去肉腥后，与其他食材一同置于砂锅内，加适量清水，煮沸后改用慢火，煲约2小时，加少许盐调味，即可食用。适用于脾虚体弱，痱子反复出现的小儿。

（徐　雯）

◎ 附录一　取穴的定位方法

（一）体表解剖标志定位法

第4肋间隙：男性乳头平第4肋间隙。

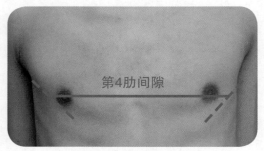

第 4 肋间隙

第7颈椎棘突：低头时颈后下方最高隆突起处。

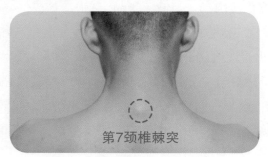

第 7 颈椎棘突

第2胸椎棘突：直立、双手下垂时，两肩胛骨上角连线与后正中线的交点。

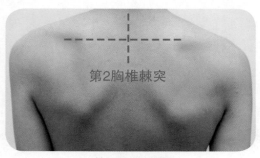

第 2 胸椎棘突

尺侧和桡侧：以手掌为例，靠小指一侧称为尺侧，靠拇指一侧称为桡侧。

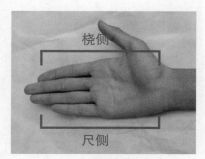

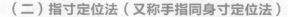

尺侧和桡侧

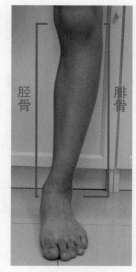

胫骨和腓骨

胫骨：小腿双骨之一，位于小腿的内侧。

腓骨：小腿双骨之一，位于小腿的外侧。

（二）指寸定位法（又称手指同身寸定位法）

拇指同身寸：以被取穴者拇指的指间关节的宽度作为1寸。

横指同身寸：被取穴者手四指并拢，以其中指中节横纹为准，其四指的宽度作为3寸。

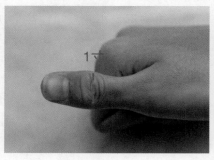

1寸

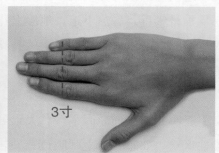

3寸

◎ 附录二　媒体报道选登

宝宝发烧可喝点西瓜皮粥

对许多父母来说，孩子生病时的体温成了影响他们心情的风向标：孩子体温不降，爸爸妈妈时刻提心吊胆；一旦孩子退热，父母们往往感觉万事大吉。

广州市中医医院副院长徐雯指出，上述两种心态反映了许多父母对患儿发热的认识存在误区。她提醒说，发热是孩子身体抗御疾病的一种反应，在孩子疾病尚未痊愈的情况下，发热是不可能在短期内消退的。如果孩子的发热是因炎症引起的，只有在炎症完全消退的前提下，发热才能随之退尽。

同时，即便孩子已经退热，也不意味着已完全康复。如果此时家长不注意控制孩子的饮食，同样可能导致孩子病情的反复，出现中医所说的"食复"。

太心急频带孩子看病，反不利发烧患儿康复

在医院的儿科门诊，发热患儿往往占据很大部分。以广州市中医医院为例，近期前往该院儿科就诊的患儿，超过三分之一都有发热症状。徐雯介绍，夏季暑气重，暑热下迫，地湿上蒸，故暑多夹湿，小儿发热往往呈现出两大特点：一是患病后体温可骤然升高；二是虽然经过治疗，但仍容易反复发热，病程往往较长。

"发热是小儿最常见的临床症状，也是许多疾病的伴随症状。"徐雯指出，引起小儿发热的原因很多，大致可分为感染性和非感染性两种，其中以感染性疾病，如感冒、上呼吸道感染、胃肠道感染最为多见。她分析说，小儿的体温调节中枢尚未发育完善，同时新陈代谢又较成人旺盛，"夏季频繁进出空调房，或游泳后没及时擦干身体等都很容易使孩子生病。"

"作为人体抗御疾病的一种反应，在疾病尚未痊愈的情况下，发热是不可能在短期内消退的。"徐雯表示，她在接诊中发现一些父母由于不了解小儿高热的特点，看到孩子体温一时降不下来便非常心急，甚至在一天中数次带着患儿往返于多家医院看病，"这种做法对孩子的病情其实是很不利的。"

她解释说，病中的孩子最需要休息，家长频繁地带孩子进出医院，不仅影响孩子休息，容易再次受凉，使病情雪上加霜，也容易使治疗杂乱无序，不利于孩子的治疗和康复。

治疗：退热药"治标不治本"

许多家长发现孩子发热，很容易想到给孩子吃退热药。徐雯表示，退热药一般在患儿体温超过39℃时才使用(有高热惊厥史小儿除外)，而且使用退热药只是一种治标不治本的方法，其目的在于短期内控制患儿过高的体温，避免因此而引起的高热惊厥。"治疗发热不能单纯使用退热药，必须寻找致病原因，去除病因，治疗原发病，才是治疗发热的根本方法。"

徐雯举例说："以扁桃体发炎引起的发热为例，根本的治疗方法是抗感染治疗，而炎症的消退需要一个过程，即使经过较正规和系统的治疗，也常常要经过3~4天才能使炎症完全消退，发热也才会退尽。"

提醒：服退热药每天不应超3次

徐雯提醒说，家长在给孩子服用退热药时，通常每天不应超过3次，"有高热惊厥史的患儿在使用退热药的同时，还应在医生的指导下加服镇静药，以防止高热惊厥的出现。"

此外，由于一般的退热药只能维持4小时左右的退热效果，超过这个时间段后，孩子仍有可能再度出现发热。徐雯表示，出现这种情况时家长不必过于紧张，除了按医嘱服用药物外，在家里可以通过物理降温等护理方法来配合医生的治疗。

小贴士：如何护理发烧患儿？

孩子发烧中：护理注意五大关键词

（1）减衣被　患儿高热时应适当减少衣被，过多的包裹不利于散热，可使高热持续不退。

（2）物理或外用中药降温　在家中为孩子退热还可用冷毛巾或冰袋外敷头额部、腋窝、腹股沟等处，通过这类物理降温，维持体温不超过38℃。此外，还可用中药青蒿、香薷煎水洗澡。

（3）多饮水　中医认为发病时应使"邪有出路"，故发热的患儿应多饮水，以便于出汗、排尿，有利于毒素的排泄。当汗出热退时，要注意及时擦拭汗水及更换汗湿衣服避免再次受凉。

（4）多休息　保持居室的空气流通和安静，使发热患儿得到充分的休息。

（5）多吃流质食物　高热会使体内各种营养代谢增加，同时增加氧消耗量，影响消化功能导致食欲不振或腹泻，故发热患儿宜进食流质、易消化的食物，如白粥，可清热养胃生津。在炎热的夏季，还可用西瓜皮煲粥或冬瓜薏苡仁煲水，有解暑生津利湿的功效。此外，还可适当给孩子多吃一些富含维生素的新鲜蔬果，如苹果、雪梨、鲜橙等。

孩子烧退后：余热未清要防"食复"

"孩子退热之后，往往会出现较强的饥饿感，家长此时一定要注意逐渐增加食物的分量和品种，不能让孩子一下吃得太过。"徐雯提醒说，在余热未清的情况下饮食过度，可导致病情反复，出现中医所说的"食复"。

徐雯同时提醒说，即便孩子的体温已经恢复正常，也并不一定意味着孩子的病就已经完全好了。"小儿发热为邪正相争的热性疾病，而热盛可伤及阴液。"她表示，有些孩子发热后可出现口干舌燥、烦躁易怒、纳食不香、睡眠欠安、大便干燥等一系列阴虚火旺的症状，这些症状同样应引起家长的重视，"只有将孩子的身体完全调理好，才能使机体最终恢复到正常状态。"

（来源：2011-07-6　广州日报　记者饶贞　通讯员高三德）

妈妈情绪差，乳汁产"毒素"

哺乳期的妈妈在愤怒、焦虑、紧张、疲劳时内分泌系统会受到影响，分泌的乳汁质量也会产生变化，可能有害婴儿健康。处于哺乳期的刘女士最近几乎没有一件事顺心：丈夫的生意不太好，她跟着心急；没想到边带孩子边炒股，一路颇有斩获的她最近手气也不佳，刚换的几只股全都被套；更令她郁闷的是，4个月大的宝宝最近一喝完奶也变得很烦躁，经常莫名其妙地啼哭。她发现自己的奶水似乎比前两个月少了，而且颜色也似乎不对劲，这一连串的变化搞得她手忙脚乱，不知所然。邻居的老太太说，宝宝很可能是喝了"热奶"，而这种奶的产生，就是由于刘女士的情绪波动太大，自身的气血受到影响，使得奶水的质量也发生了变化。

乳汁乃由血气转化而成

专家称，我国祖先积累了非常丰富的育儿经验。唐代大医学家孙思邈所著的《备急千金要方》早就指出："凡乳母者，其血气为乳汁也。五情善恶，悉血气所生。其乳儿者，皆须性情和善。"通俗地说，乳母的乳汁是由其血气转化而成的。五情善恶，都与血气化生有关。乳母如果阴阳偏胜，气血运行不正常，分泌的乳汁就会受到影响，甚至会直接影响新生儿的健康成长。

所以，旧社会有钱人家请乳母，除了身体健康外，一定要挑性情善良温和的。因为乳母的性格是强悍、暴戾，还是温和、清静，对婴儿的性情影响很大，甚至影响其性格和智力的发展。

在《备急千金要方》中，孙思邈也明确指出："母怒以乳儿，令儿喜惊，发气疝，又令儿癫狂。母新吐下以乳儿，令儿虚羸。母醉以乳儿，令儿身热腹满。"也就是说，乳母在生气后给婴儿哺乳，易使婴儿受惊恐，发生气疝病，还会使婴儿发生哮喘和癫狂一类疾患；如果乳母刚患了吐下一类疾病又哺乳，会使婴儿体虚瘦弱；如果乳母醉酒以后哺乳，会使婴儿身体发

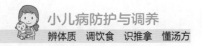
热，腹部胀满。

情绪波动影响乳汁的质和量

广州市中医医院副院长、主任医师徐雯认为，现代人的生活节奏越来越快，生活和工作环境也较紧张嘈杂，而且会经常遇到各种费脑筋的人际关系要处理，诸多因素使得人的情绪波动比较大，乳母也不例外，烦躁、惊喜、忧愁、愤怒、郁闷……各种极端的情绪随时都有可能发生，其内分泌系统会受到波及，进而影响乳汁分泌的质和量，于是有了"热奶"一说。

其实，关于"热奶"的话题，在中国民间早就有此种说法。这种说法和中医所说的"七情致病"是相契合的。处于哺乳期的妈妈在愤怒、焦虑、紧张、疲劳时，容易造成肝郁气滞，甚至产生血淤，使得奶水量少甚至变色。在这种情况下，婴儿喝了妈妈的奶心跳也会随着加快，变得烦躁不安，甚至夜睡不宁、喜哭闹，并伴有消化功能紊乱等症状，这是内热的表现。

而从西医的角度来看，妈妈压力过大、心情急躁的情况下，由于母体处于应急状态，肾上腺素分泌增加，奶水的分泌也会受到影响。另外，情绪的起伏往往也会影响哺乳期母亲大脑皮层的活动，可能抑制催乳素的分泌，使妈妈出现乳汁缺乏的现象。

稳定情绪才能保证乳质

专家指出，要保持充足的乳汁，哺乳期的妈妈除了要有充分的睡眠和休息外，还要避免精神和情绪上的不稳定，所以最好不要在哺乳期炒股或做其他会令情绪大起大落的事情，而应讲求张弛有度，多听听音乐、读一些好书、做一点运动，通过各种方式稳定好自己的情绪，尽量保持平和的心情，这对保证乳汁分泌的质和量都会起到较好的作用。

另外，可多喝水及牛奶以保证水分和钙量，在饮食上也要注意营养搭配，多吃动物性食品和豆制品、新鲜蔬菜水果等。另外，还可吃些海带、紫菜、虾米等含有丰富的钙及碘的海产品。

提醒：可能产生"热奶"的几种情况

专家称，如遇以下几种情况，哺乳期的妈妈可能分泌出"热奶"，最好不要马上给宝宝哺乳。

房事后不可立即哺乳：我国古代的许多医书里都有记载指出，乳母在性生活之后不可立即哺乳。因为乳母在性生活时十分兴奋，中医认为"相火内动"，会影响乳汁的质量，对婴儿不利。实际上，人在情绪变化的时候，体内的代谢是不同于安静状态的，这必然影响到乳汁的质量，此时哺乳不利于小儿健康。

沐浴后不宜马上哺喂：大冬天，许多处在哺乳期的妈妈很喜欢洗完热水澡，暖融融地抱起宝宝给他（她）喂奶。但专家认为，妈妈刚洗完热水澡后，并不太适宜立即哺乳，因为热水洗浴，体热蒸腾，乳汁也为热气所侵，这时哺喂，"热乳"可能会伤害婴儿。古代的育儿指南就有明确的规定，认为在上述情况下，乳母应"定息良久"，再"捏去'热乳'，然后乳之"。

同样，在夏季天气炎热，许多妈妈也会用冷水洗澡，这时母体的血脉受冷收缩，母乳受冷的影响，其质和量也都可能发生变化。婴儿吃了这样的母乳容易产生不适。

另外，婴儿洗澡之后也不宜马上喝奶。因为此时小儿的气息产生变化，气息未定时就喂奶会使婴儿脾胃受损，甚至可能患上赤白痢疾。

所以，洗浴之后应当休息一段时间，等气息平定下来再轻揉乳房，然后喂奶，方可保婴儿安全无病。

走得太急不能马上喂奶：一般休完产假，有些妈妈还会继续给宝宝哺乳，而且经常一下班就急急忙忙地往家赶。专家称，这种情况下也会产生"热奶"，建议不要一回到家里就马上给宝宝喂奶，最好歇15～20分钟后再喂。

（来源：2008-01-17　广州日报　作者翁淑贤　通讯员李大鹏、高三德）

图书在版编目（CIP）数据

小儿病防护与调养：辨体质　调饮食　识推拿　懂

汤方 / 徐雯主编 . — 广州 : 广东科技出版社 , 2020.1

　　ISBN 978-7-5359-7389-4

　　Ⅰ . ①小… 　Ⅱ . ①徐… 　Ⅲ . ①中医儿科学　Ⅳ .

① R272

中国版本图书馆 CIP 数据核字 (2020) 第 010545 号

小儿病防护与调养——辨体质·调饮食·识推拿·懂汤方

Xiaoerbing Fanghu yu Tiaoyang——Bian Tizhi·Tiao Yinshi·Shi Tuina·Dong Tangfang

出 版 人：朱文清

责任编辑：李　旻

封面设计：林少娟

装帧设计：友间文化

责任印制：林记松

责任校对：熊诗凡

出版发行：广东科技出版社

　　　　　（广州市环市东路水荫路11号　邮政编码：510075）

销售热线：020-37592148/37607413

http：//www.gdstp.com.cn

E-mail：gdkjzbb@gdstp.com.cn（编务室）

经　　销：广东新华发行集团股份有限公司

印　　刷：广州一龙印刷有限公司

　　　　　（广州市增城区荔新九路43号1幢自编101房　邮政编码：511340）

规　　格：787mm×1 092mm　1/16　印张15.25　字数240千

版　　次：2020年1月第1版

　　　　　2020年1月第1次印刷

定　　价：58.00元